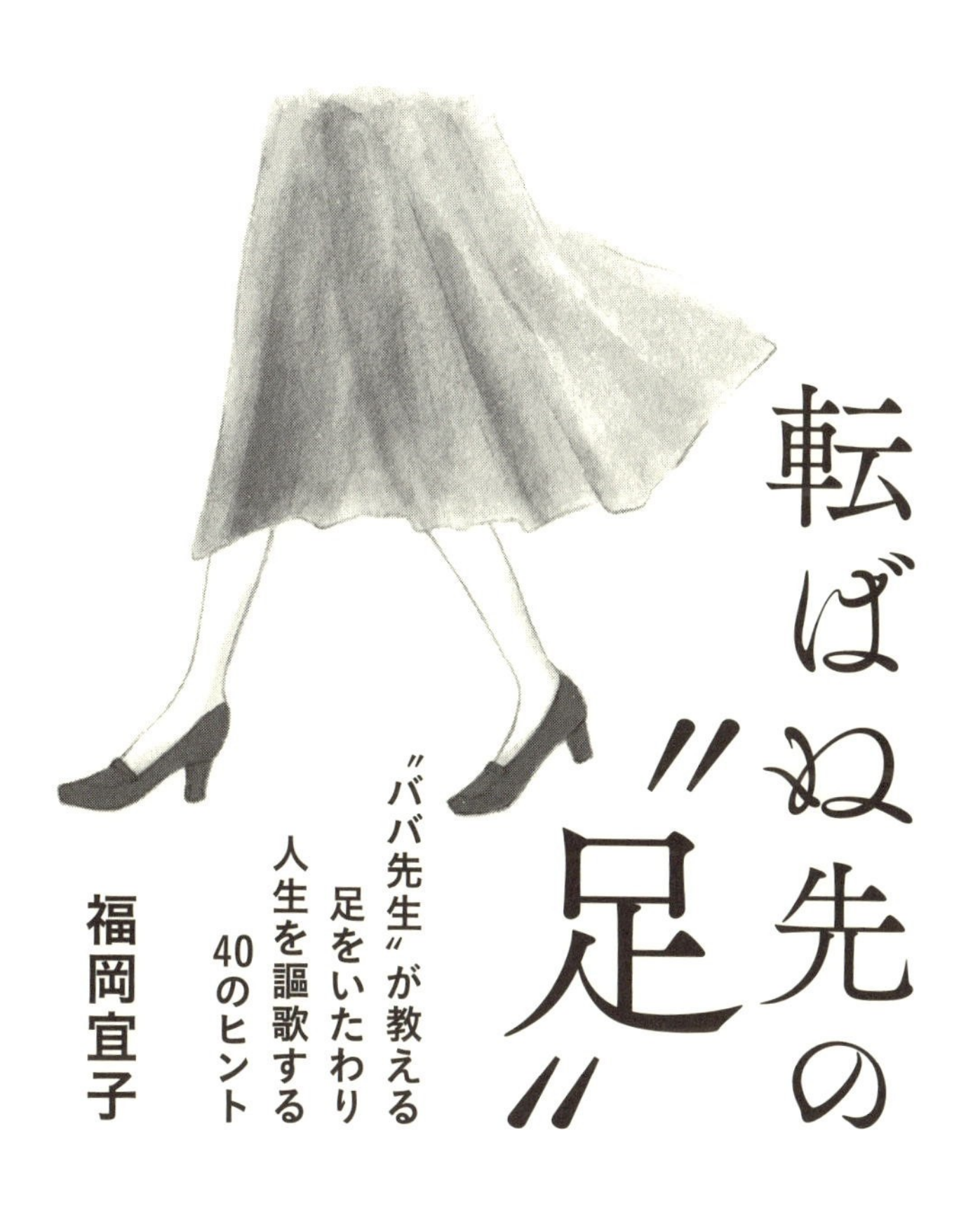

転ばぬ先の〝足〟

〝ババ先生〟が教える
足をいたわり
人生を謳歌する
40のヒント

福岡宜子

Discover

はじめに
ペドーシストが伝える〝転ばぬ先の足〟

靴紐をしっかり締めると、今日が始まる。
靴をまとうのは、足。
オフィスへ、心許せる友との語らいの場へ、孫が待つ遊園地へ。
そしてこれから友になる人が待つ、まだ見ぬところへ。
足が、新しい出会いへと導いてくれる。
私は、その足が、ただただ愛おしい。

このような思いを抱くようになったのは、いつの頃だっただろう……。

足を正し、笑顔で歩けるように

みなさんは、「ペドーシスト」という職業をご存じでしょうか？

英語では「pedorthist」と書きます。「足装具士（そうぐし）」と訳している方もいらっしゃいます。私は、日本語では「足矯正技師（きょうせいぎし）」と称してきました。

「ped」は足。それと「orthotic＝矯正具」から派生した言葉がドッキングして、「pedorthist」。言葉の成り立ちからも、「足矯正」のほうがしっくりきます。

ペドーシストがつくる矯正具は、主には靴の中敷（なかじき）です。靴屋さんなどに売っている既製の中敷やインソールといわれるものに似ていますが、少し違います。

ペドーシストが一人ひとりの足を検査し、痛みや不具合の原因を突き止め、改善されるようにつくります。そして、その中敷を靴の中に入れると、歩けば歩くほど、中敷が効果を発揮し、痛みが解消されていきます。

ペドーシストは足を正し、笑顔で歩けるようにする技術者なのです。と言っても、日本ではご存じない方がほとんどでしょう。

アメリカでは、非常にポピュラーな存在です。「ポダイアトリスト」という足専門のお医者さんもいます。

・外反母趾がひどくなってしまった
・親指が曲がってきたみたい
・巻き爪が痛い
・どんな靴を履いても、足が痛い

このようなとき、人々は迷いなくポダイアトリストを訪れます。そしてペドーシストに中敷をつくってもらいます。

6万人の足を看た、センターの日々

私は、アメリカでペドーシストになるために学びました。そして身に付けた知識と技術を日本のみなさんに体験していただくために「フットケアコンフォートセンター」というサロンを開設。25年にわたって、痛みや変形に悩む6万人以上の方の足を看てまいりました。

ニューヨークでペドーシストについて学び始めると、すぐに足が大好きになりました。女性なら23センチ余りの小さな存在なのに、たくさんのことに耐え、どれほどがんばっているかをはっきりと理解できたからです。

そして「好き」を「愛おしい」という思いにまでしたのは、センターでの日々でした。

ある日、いかにもつらそうなお顔で訪れた二十代の女性。美しい方でした。

早速、足を見せていただくと、詳しい検査をするまでもなく、つらそうなお顔の理由がわかりました。真ん中の3本の指にマメ、足の裏には大きなタコ。お尋ねすると、お仕事はキャビンアテンダントさんでした。ユニフォームのパンプスが足に合っておらず、パンプスの中で足が前に滑り、指が爪先に押し込まれるような状態で、飲み物などを載せたカートを押し、サービスをなさっているのです。

足の前滑りを止めるために中敷をつくることをご提案。中敷のお渡し時には、ユニフォームのパンプスを持参いただきたいとお伝えしました。中敷の正しい装着方法をレクチャーし、パンプスに調整を加えるためです。

中敷をお渡ししてから1カ月後、初めてのチェックの日。センターに入ってこられたときの足取りが変わり、顔には笑みが浮かんでいました。

顧客の方の紹介で訪れた五十代の女性。外反母趾が進んだ様子で、腰も痛いというお悩みでした。お話を伺うと、寝たきりに近い状態になったお義母さまの介護をなさっているとのこと。ベッドから起き上がらせたり、屈んでおむつを替えたり。その日々が足に過度の負担を強い、腰にまで影響を及ぼすようになっているようです。

彼女に必要なのは、室内での足の負担を軽くして差し上げること。そう判断した私は、中敷を装着した室内履きを着用することをお勧めしました。

それ以来、彼女は3カ月に一度、お見えになるようになりました。中敷のメンテナンスが済むと、ハーブティを飲みながら、しばしのおしゃべり。このひとときが、彼女の息抜きになっているようにも見えました。そしてお義母さまの最期を看取られ、今では、彼女が介護していたお義母さまの年齢に近付いてきています。しかしまだまだ元気、元気。お友達と温泉巡りを楽しんでいらっしゃいます。

センターを訪れる方々の足は、それぞれに違い、その違いは、その方の暮らし、歩まれている人生の違いを映していました。悲鳴を上げているような足に出会うこともありました。中敷をつくって差し上げると、その足が生気を取り戻し、それと同時にその方の顔にも精気が溢れる。そして、明日に向かって歩き始められるのを目の当たりにしたのです。

足を愛おしく思わずにはいられません。

足へのいたわりを今、始めましょう

みなさんは、足のことをどのように思っていらっしゃるでしょう。

〝別に……〟。そうでしょう、分かります。健康なときは、その存在など意識しないものです。

しかし、その〝別に〟が、足のことを考えない靴選びに繋がってはいないでしょうか。かかとをパカパカさせて歩いている若い方を見るにつけ、将来の健康を危うくするのではないかと気になります。

シニアの方は、いかがでしょう。

〝そうなの……、どことなく足元が覚束ない感じがして……〟。失ってこそ分かる親のありがたみではないですが、弱くなって初めて、大切さが分かります。
私も、後期高齢者の仲間入り間近。孫からは〃ババ様〃。センターでも、長年ご愛顧の方のお子さんやお孫さんからは〃ババ先生、ババ先生〃と呼ばれておりました。同じ年代だから、よくわかります。
その覚束なさこそが、足が弱くなっていることの現れです。覚束なさは、やがて〃どうしてこんなにつまずくの!?〃に、そして転倒。こんなことになったら大変。転倒が寝たきりの原因だったというのは、よく聞く話でもあります。

足を愛し、足とともに半生を歩んで来た私が、シニアの方には、転ばぬ先の杖、若い方には、将来の健康を危うくしないようにと願い、〃ババ先生〃として、したためたのが本書です。

私たちのやりたいこと、行きたいところへ体を、心を乗せて連れて行ってくれるのは、ほかならぬ足。人生を歩き切るには、足が何より大切です。

本書の前半では、皆さまが足を通してご自分と向き合い、足から始める健康ライフをご教示いたします。

後半は、僭越ながら私が学んできたこと、七転び八起きしながら歩んできた経験から、人生の歩き方についてお伝えいたします。

本書によって、みなさんの人生がさらに豊かに彩り多いものになり、自らの足でしっかり歩んでいく手助けをさせていただけるなら、こんなにうれしいことはありません。

福岡宣子

転ばぬ先の〝足〟◎もくじ

はじめに　ペドーシストが伝える〝転ばぬ先の足〟　3

第Ⅰ章　自分の足と歩き方を知る

1　足は毎日２７０トンに耐えている　18
2　足は人間工学の最大の傑作であり、最高の芸術作品　22
3　足指は血液循環の立役者　27
4　３本足歩行にならないために　31
5　足裏が教えてくれること　35

6 靴が教えてくれること 42
7 正しい歩き方① かかとで正しく着地する 52
8 正しい歩き方② 正しい姿勢を意識する 57
9 正しい歩き方③ 3ステップの練習あるのみ 61

第2章 靴選びとメンテナンス

10 自分の足のサイズを正しく知る 70
11 歩きやすい靴の基本 74
12 ヒールは3~4センチが歩きやすい 78
13 試着の際の3つのチェックポイント 81
14 靴のTPO 84

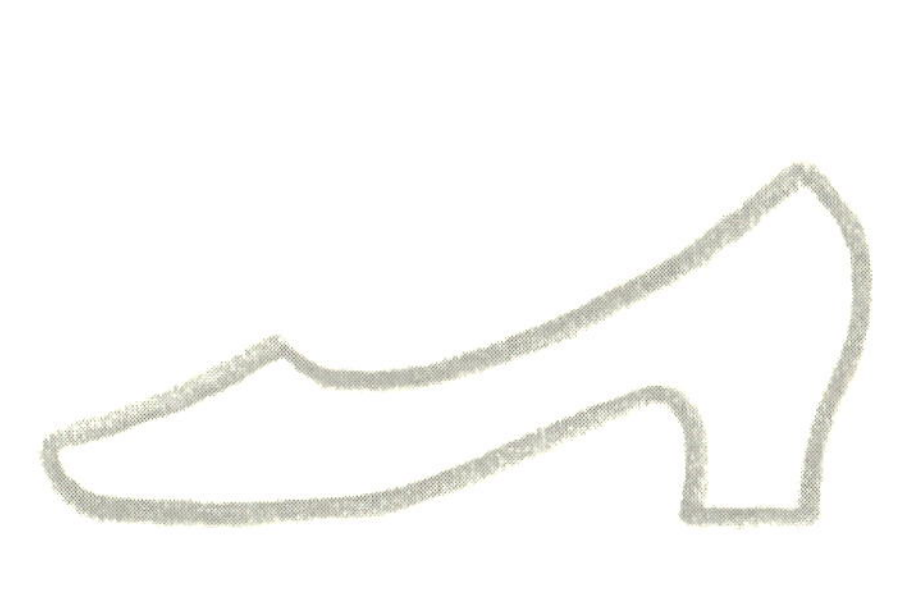

15 シニアの靴選び 93
16 靴ベラを使いましょう 100
17 フィッティングは靴下を履いて 103
18 「第二の心臓」活性化アイデア 106
19 メンテナンスの心得 110

第3章 人生の歩き方

20 「ねばならない」から解放されたその日からピュアで新しい人生が始まる 114
21 よき思い出も後悔も、過去のすべてがおいしいジュースをつくる果実です 118
22 「これだけ尽くしてあげたのに」はサヨナラ
「これだけできた！」と自分を表彰してあげましょう 120

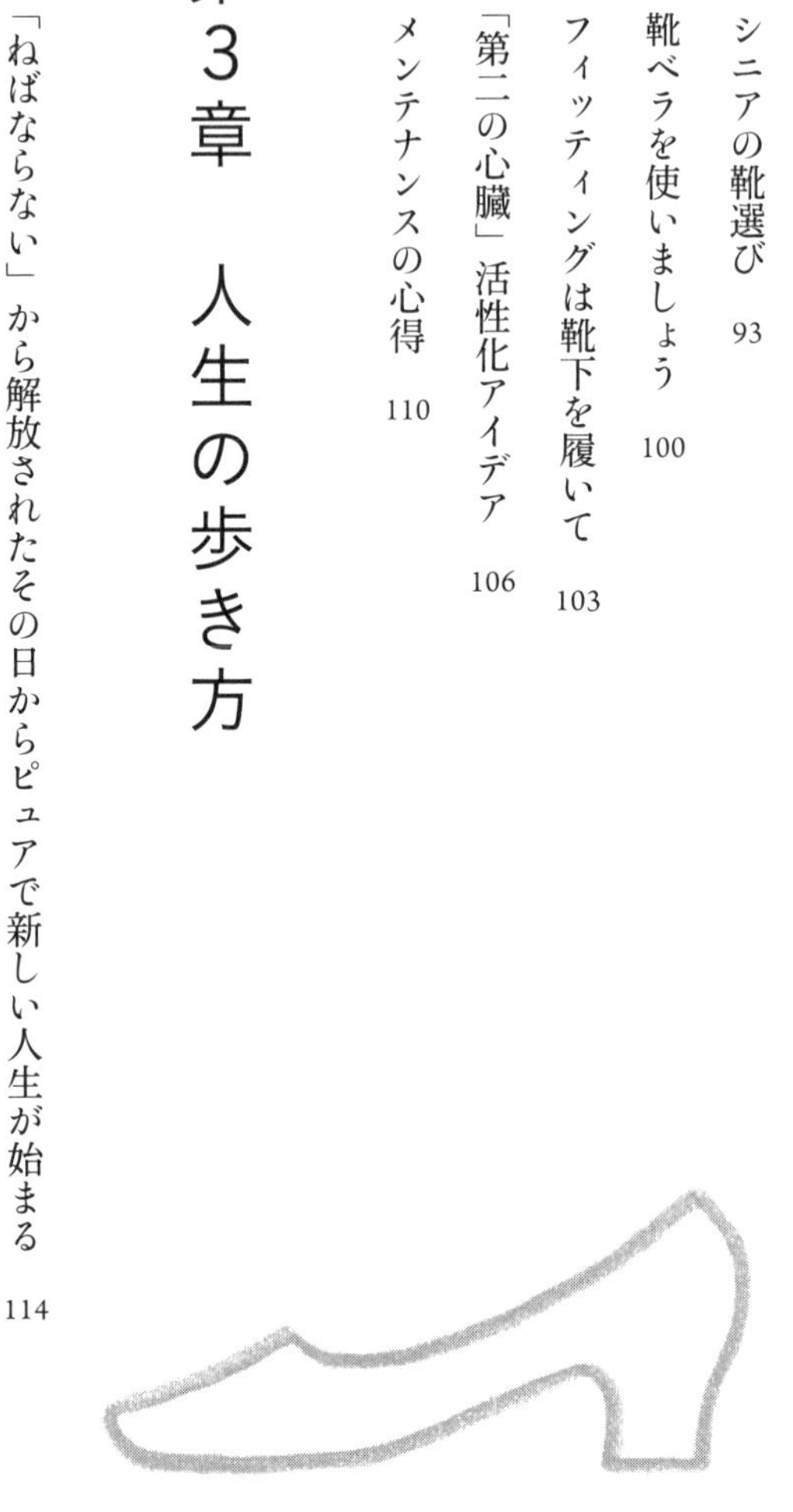

23 人生はコブがあるほど楽しい　失敗を振り返れる今は幸せ　122
24 人生にマニュアルなし　魅力ある人との出会いこそ最高の教科書　124
25 子育てで唯一親ができること　それは、目と目を合わせて笑顔を向けること　126
26 へぇ〜！　と目をまん丸にする　素直な好奇心が、いちばんのビタミン剤　129
27 年齢に縛られず、いつでも新鮮な自分を　心の若さのヒミツは自由奔放　131
28 「知識タイプ」と「知恵タイプ」　タッグを組んでナイスコンビネーション！　137
29 つらいときこそ、さりげなく　〝思いの交換〟がただただ楽し　139
30 〝言い切り言葉〟で潔く、気持ちのいいコミュニケーションを　142
31 どんなときでもユーモアを！　忘れられない待ち合わせの約束　145
32 「七転び八起き」にも勝る　転ぶより先に起き上がるしなやかさ　147
33 できないことは他人に託す　〝頼り上手〟でストレスフリー　149
34 好きな食べ物を、心が喜ぶタイミングでいただきます　152

35　気分は女子高生？　なんでもない会話を交わせる友人は宝　155
36　先々は考えても仕方ない　〝今日、今この瞬間〟を楽しく！　159
37　丁寧な足指のお手入れに見える　真心のある看護　161
38　入院中のご家族の面会　見送る背中に手を合わせた姿、その後に…　167
39　突然始まった介護生活　姉妹で決めた「がんばらない勇気」　172
40　深呼吸して、万歳！　愛しい思い出があれば踏ん張れる　179
あとがきに代えて　足へのいたわりは、希望へ向かう道標　182

第1章
自分の足と歩き方を知る

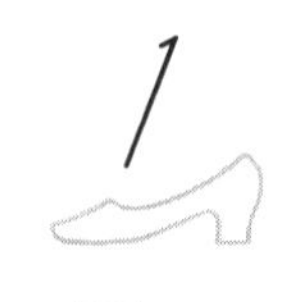

足は毎日
270トンに耐えている

シニアになっても自分の好きなときに好きなところへ行ける。心も体も寝たきりにならないためには、まずは自分の足を知り、足をいたわるところからスタートいたします。

私は、長い外出から帰宅すると靴下やストッキングをすぐに脱いで、足の指の間に手の指を入れて指と指を開くようにし、次に足全体をさするようにマッサージをいたします。

足を愛する私の、足へのいたわりのメッセージです。

毎日が、どんな状況にあろうと、私の体を支えてくれる足。その足がどれほどの仕事をしているかをご理解いただければ、きっとみなさんもいたわりの気持ちを持たれることでしょう。

仮に体重が50キロとしましょう。

立っているとき、この体重はすべて足に加わっています。

それだけではありません。足は同じだけの重さで地面から押し返されています。これを「床反力（ゆかはんりょく）」と言います。

さらに「歩く」とは、今いる場所から別の場所の移動です。移動とは、速度を加えるということ。速度とは、パワーです。

歩くと、ただ立っているときよりも、足への荷重は増します。

その力の量は、どのくらいなのでしょうか。

私はニューヨークでペドーシストになるための勉強をしていました。アメリカにはペドーシストが集まる協会があります。その協会が調査した貴重なデータによると、ゆっくりと歩行した場合で、足に加わる重さは、体重の20％増。体重が50キロの人が、ゆっくり歩くと、足には60キロの重さが掛かるのです。

では、人は1日何歩くらい歩いているのでしょう。

私は、健康のことを考え、1日1万歩を目標に万歩計を付けて歩いています。しかし、1万歩は難しい。自宅近郊を散策した程度では、せいぜい4000歩台。厚生労働省で調査したところ、65歳以上の1日平均歩数は、女性で4726歩だそうです。私も、シニアの並みの歩行量のようです。

そこで私の体重を50キロとし、ゆっくり歩きで1日4500歩として計算してみました。50キロの1・2倍×4500歩です。

答えは、27万キロ。すなわち、270トン！

そしてこの重さを最終的に受け止めるのは、地面と接している足の裏ですが、私の恩師ロバート・シュワルツ氏によれば、足裏の体表面積は、片足で全体表面

3%で270トンを支える足

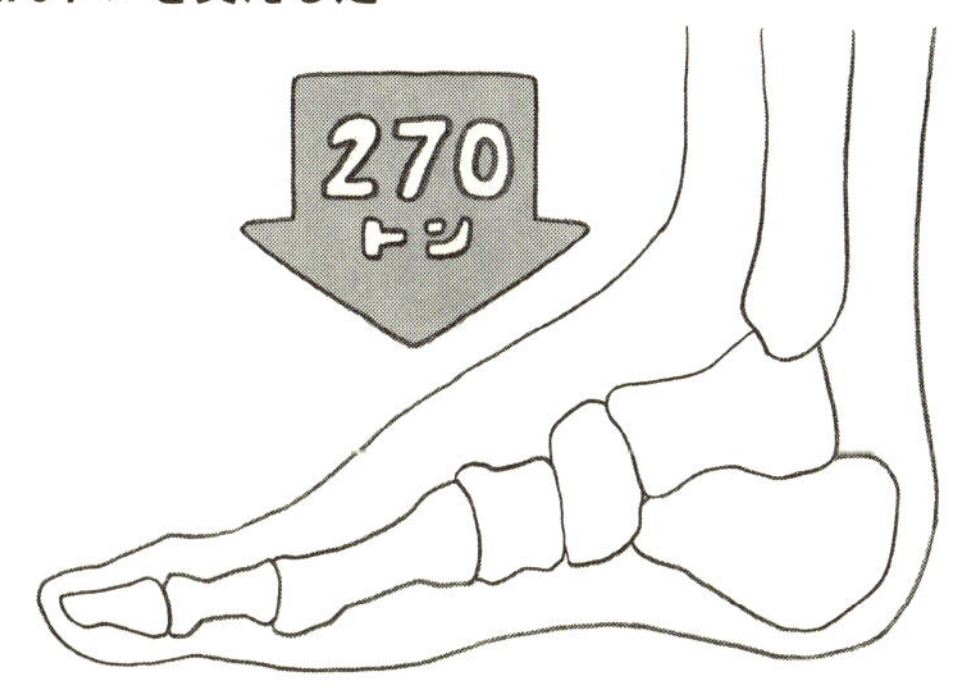

たくさん歩く人や早足の人はもっと負荷がかかっています。

積の1・47%、両足でもたった3%にしか過ぎません。

3%で270トン。しかも速く歩けば、その速さに従って、走ればさらに、また重い荷物を持てばその分だけ足への荷重は増していきます。

普段、足裏などご覧になることは、ほとんどないものと思います。

今、私が想像しているのは、みなさんが足をひっくり返して足裏に見入っている姿。足裏との出会いでございます。

いかがですか？　足へのいたわりが少しでも芽生えたなら、うれしい限りです。

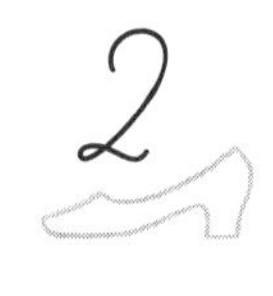

足は人間工学の最大の傑作であり、最高の芸術作品

高速道路をビュンビュン走っている大型トラックが目一杯積める荷物の重さは、10トンが一般的。270トンは、27台分です。

足は、トラック27台分もの重さを支えて毎日、毎日、歩いているなんて、すごいことですが、それ以前に、それでも壊れないとは、不思議ではありませんか。

その秘密を明らかにしてみます。

足には、かかと部分に7個、指に14個、その中間に5個の骨があり、合計26個の骨で形づくられています。両足で52個。全身の骨は206個ですから、なんと

両足で52個もの骨

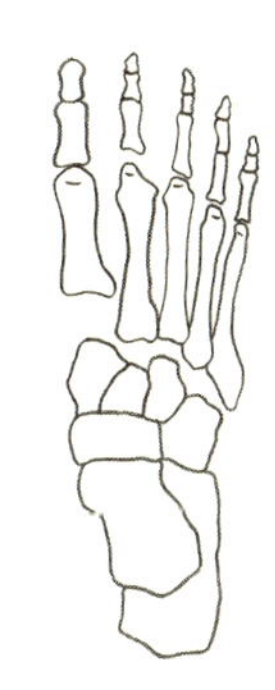

全身の骨の約4分の1が足にあります。

4分の1の骨が足にあります。

足は、極めて精巧な器官なのです。そして精巧さの真髄は、骨が弓型に並んでいることにあります。

この骨の弓型の並びを〝足のアーチ〟と言います。そう聞いて思いつくのは、足裏のへこみ、「土踏まず」ではないでしょうか。正解です。でも、実は〝足のアーチ〟は、3つあります。

一つは、土踏まずのアーチ。足の内側を縦に走っているので、専門的には「内側縦アーチ」と言います。

もう一度足をご覧になってください。外側

も実は緩やかにカーブしているのです。

これが二つ目のアーチ、「外側縦アーチ」です。

三つ目は、横に走っています。足裏を見ると、親指と小指の付け根が盛り上がり、その真ん中はへこんで立体的になっています。その両端を結ぶと弓型ですよね。これが「横アーチ」です。


そして、この三つを結んでみてください。かかと、小指の付け根、そして親指の付け根の3点に支えられたドームのようになっているのです。

ドームは、重さが加わると、へこみます。へこむことによって、重さによる衝撃を吸収するのです。そして重さが外れると、元に戻ります。

私が足と靴を学んだアメリカでは、この構造を「シャンク（shank）」と呼びます。シャンクを辞書で引くと、「土踏まず」と出てきます。実際には、それだけでなく「バネ」というニュアンスが込められていると、私は理解しています。

バネを手で押して重さを掛けると、重さを吸収してたわみます。手を外すと、

足を形づくる3つのアーチ

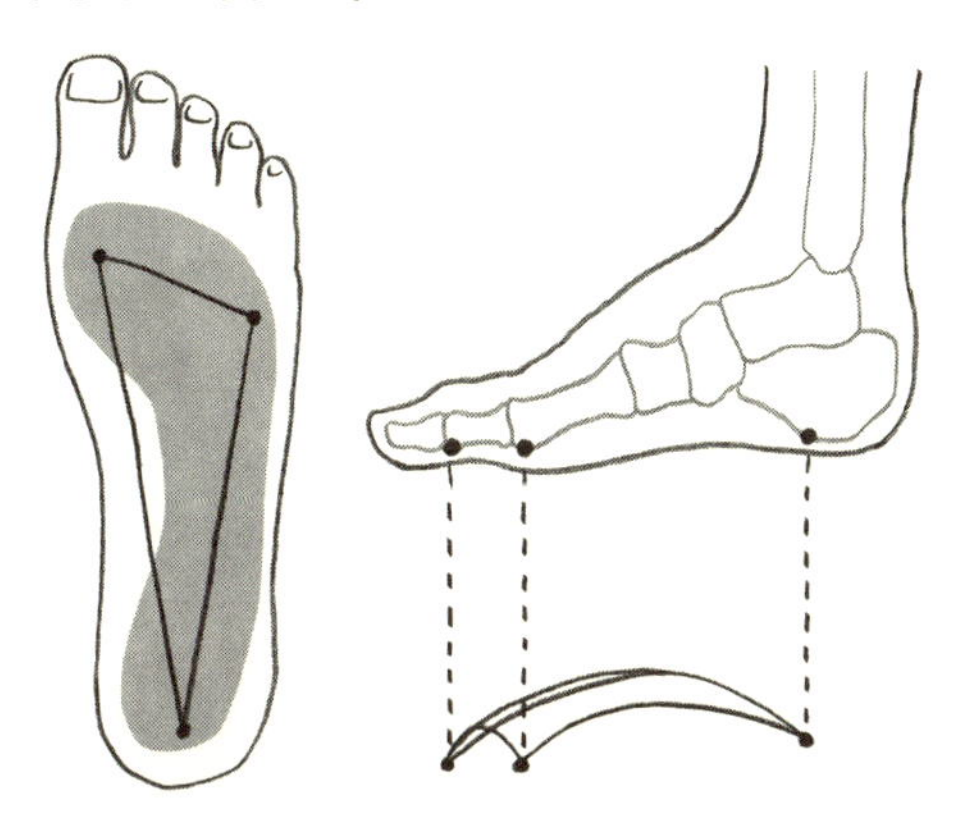

アーチがバネの役割をするからこそ、270トンにも耐えられるのです。

ポンと跳ね上がるように元に戻ります。

足のドーム構造の働きは、バネとまったく同じ。ドーム構造――みなさんに馴染みのある言葉で言うなら、「土踏まず」は、足に内蔵されたバネ。バネが、重さを吸収してくれるから、毎日270トンもの重さが加わり続けても、足は壊れないのです。

レオナルド・ダ・ヴィンチは「足は人間工学上、最大の傑作であり、そしてまた最高の芸術作品である」という素晴らしい言葉を残しています。

全体表面積のたった3％に過ぎない

足が、大きな役割を果たしている。ダ・ヴィンチでなくとも「あなた最高」と頬ずりをしてあげたくなります。

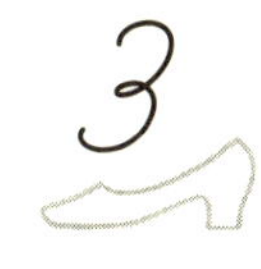

足指は血液循環の立役者

手は、摘まんだり、握ったり、つかんだりしますが、どれを取っても、指がないとできません。

では、足の指は？　即答できないのではないでしょうか。だからと言って、なくてもいいのか。いえいえ、それは困ります。

指がなかったら、スムーズに歩けません。姿勢を保つことも難しくなります。体に力が入らなくもなるでしょう。

ほとんどのみなさんは、大相撲をご覧になったことがあるでしょう。相手を土俵から押し出そうと寄っていくとき、押し出されないように踏ん張っているとき、足の指は開き、特に親指に力が入っているのが見て取れます。足の親指にテーピングしている力士が多いことを見ても、親指がいかに働いているかがわかります。

たとえば、強い風に向かって歩くとき、飛ばされないように踏ん張ります。そのとき、指を意識してみると、指は開いています。そもそも踏ん張るとは、両脚を開いて、足に力を入れ、指で地面を捉える動作です。

不意に押されて、倒れそうになったとき、おっとっとっと、体のバランスを取りつつ、指で地面を捉え、転倒を防ぎます。

このように意識してみると、みなさん、結構足指のお世話になっていることがおわかりいただけるでしょう。

「足は第二の心臓」の意味とは？

「足は第二の心臓」と言われます。このフレーズの意味はおわかりだと思いますが、改めてご説明しましょう。

心臓から送り出された血液は全身を巡り、再び心臓に戻り、そしてまた送り出されます。これが、血液循環です。

しかし足に下りて来た血液は、なんらかの助力がない限り、引力に逆らって心臓に戻ることはできません。そのときのお助けマンが足の筋肉。筋肉の収縮によって血液がグッと押し戻されるのです。まさに筋肉ポンプと言えましょう。

では、どうして指が関係するのでしょう。指の動きが、筋肉の収縮を促すのです。指を動かすと、指先まで巡っている毛細血管にも血液が流れ、かつその血液を心臓に向かって押し返します。

指を使って、歩きましょう、歩きましょう。筋肉ポンプの動きが活発になり、血の巡りがよくなります。頭まですっきりすることでしょう。

そしてもちろん、歩行の際にも足指は重要な働きをしています。前項でご説明した足裏の大切な３つのアーチ。指先で地面を捉え、地面から離れるとき指全体が上がります。すると足裏の筋肉が収縮しますが、この収縮によってアーチが突き上げられ、突き上げられたアーチは元に戻ろうとします。つまり指の動きが筋肉を刺激し、アーチ機能を活性化するのです。

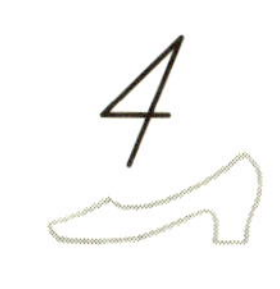

3本足歩行にならないために

最初は4本足、次に2本足、その次に3本足になるものって、な〜んだ？
こんな謎々がありました。答えは、人。人間ですね。
足を通して見た人間の成長、そして老化をよく表していると思います。

ハイハイは2本足歩行への準備運動

4本足とは、ご説明するまでもなく、四つん這いのハイハイのこと。最近は、ハイハイをせず、いきなりつかまり立ちをする赤ちゃんが増えているそうです。

これは歓迎できません。

ハイハイは、手と足の筋肉はもちろん、背筋を使います。背筋は、姿勢を保つこと、またバランスよく歩くことに関係しています。

ハイハイは、2本足歩行への準備運動なのです。


そしていよいよ2本の足で立ち、歩き始めると、最初はヨチヨチ。脚を開き、お尻を振り振り、両腕を伸ばし、腕でバランスを取っているような歩き方です。とっても可愛い！　でも、その可愛さは、足がまだまだ未熟だからだということも知っておかねばなりません。

赤ちゃんの足の骨は、多くが軟骨で、生まれたばかりの頃は、3分の2が軟骨。1歳半くらいまでにはほとんどの赤ちゃんが歩き始めます。ところが、7個あるとお話ししたかかとの骨は、6個しか完全な骨になっていません。

私のセンターには、子どもや孫の足を看てくださいという方が、時々いらっしゃいました。もちろん看て差し上げました。まだ小学生なのに親指や小指が曲がり始めているお子さんもおりました。現代の生活は、歩かなくても、どこへでも行けます。歩くことが減っています。それは、子どもも変わりません。

お子さんやお孫さんの足を健康に育てるには、歩かせることです。歩くことが筋肉や靭帯を強くし、しっかりしたアーチを持った、一生歩ける足を育てます。

そうすれば、鬼に金棒。強い２つの足に支えられた二足歩行人生は、仕事も、遊びも疲れ知らずとなりましょう。

歩きにくさは、アーチの老化のせい!?

しかし誰にでも、３本足――杖に助けてもらわなければ歩けない年齢がやってきます。私も、既にシニアと言われる年齢域。杖のお世話にはなっておりませんが、ヒール靴で颯爽と歩けるかという問いには、首を傾げざるを得ません。

私など、これまでなんなく開けられていた瓶の蓋が、いくら力を入れても回らない。こんなに固く締めてしまうなんて!?　製造元に返却したくなるほどです。

幸い友人がプレゼントしてくれた〝万能蓋開け器〟なるものがございます。今では、これがなくてはならない台所アイテム。おかげさまでお門違いのクレーマーにならずに済んでいます。

このようなお助けマンが必需になったのは、握力が弱くなったから。日常生活の一コマが、歳には勝てないことを示しています。

足についても、まさかと思う出来事に遭遇してはいませんか？

・長時間の歩行がつらくなった
・歩幅が狭くなっているようだ
・つまずきやすくなった
・すぐに転びそうになって怖い

これらの原因は、一口に言えば、握力ならぬ足力の低下。言葉を換えると、アーチの老化。アーチが十分に機能しなくなってきている証拠です。

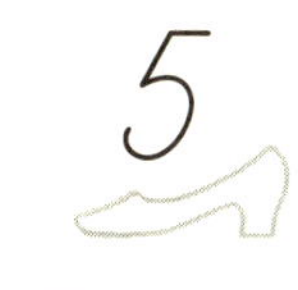

足裏が教えてくれること

私のアーチ、老化してきているのかしら。杖をついて歩きたくない！と、心配になってきた方もいらっしゃるでしょう。

これからそのお話をいたします。じっくりお読みください。

センターを営む中で6万人以上の方々の足を看てきました。百人百様、千差万別、2人として同じ足の方はいらっしゃいません。

長さが同じ23・0センチでも、幅の広い方と狭い方では、足の型は異なります。甲周りの寸法が同じでも、甲が高い方と低い方では、また違います。この型の違いは、靴のフィッティングには重要な要素となります。

歩行に影響を及ぼすのは、型よりも足の裏の造作です。

私が学んだニューヨークでは、造作の特徴を、顔にたとえて、わかりやすく説明しておりました。アーチが深いと「鼻が高い」、浅いと「鼻が低い」、またかかとが小さいと「口が小さい」、といった具合です。

先ほど、アーチは、実はドームのようになっているとお話ししました。ドームの勾配がきついと、アーチは高くなり、それが反映された土踏まずの凹みは、深くなります。

足裏の造作とは、アーチの特徴を反映した足裏の様子、いわば顔つきのことです。それを、こう呼ぶのは私だけかもしれません。ニューヨークで触れた、顔にたとえた言い方が印象的だったのです。

では、自分の足裏は、どんな顔つきなのか？　足裏の造作を知るには、私たちは「フットプリント」というものを用います。フットプリントは、フットプリンターという器具を使って採ります。

アーチの特徴で分類した典型的なフットプリントの造作をイラストでわかりやすく示しました。

①ノーマル・アーチ
②極端なハイ・アーチ
③アーチが下がり気味で足が内転
④扁平足（へんぺいそく）
⑤ハイ・アーチ気味で足が外転
⑥⑤と類似するが、⑤よりハイ・アーチ

みなさん、よくご存じなのが、④の扁平足でしょう。

これは土踏まずがなく、のっぺりした顔立ちの足裏です。しかし骨のアーチ構造がまったくない方は、本当に稀です。足裏はのっぺりしていても、たいていはアーチが極端に低いだけ。骨のアーチ構造はあります。

②は、ハイ・アーチ。扁平足とは反対に、極端に言うと高い山のようなアーチです。こういう方の足裏は、深くへこんでいます。

日本では、扁平足がよく知られ、よくないものとされています。その反対の高いアーチは、立派な足といった感じに受け止められるかもしれません。しかし高過ぎるアーチは、効率的に働きません。

⑤は、ハイ・アーチ気味であることを示しています。このタイプは、意外に多く見られます。しかしそのほとんどの方が、自分のアーチが高い傾向にあることに気づいていらっしゃいません。そしてハイ・アーチ気味の足は、多くが外転を伴います。外転とは、外側（小指側）に転がるように倒れ、極端に言うと親指側

6つの代表的なフットプリント

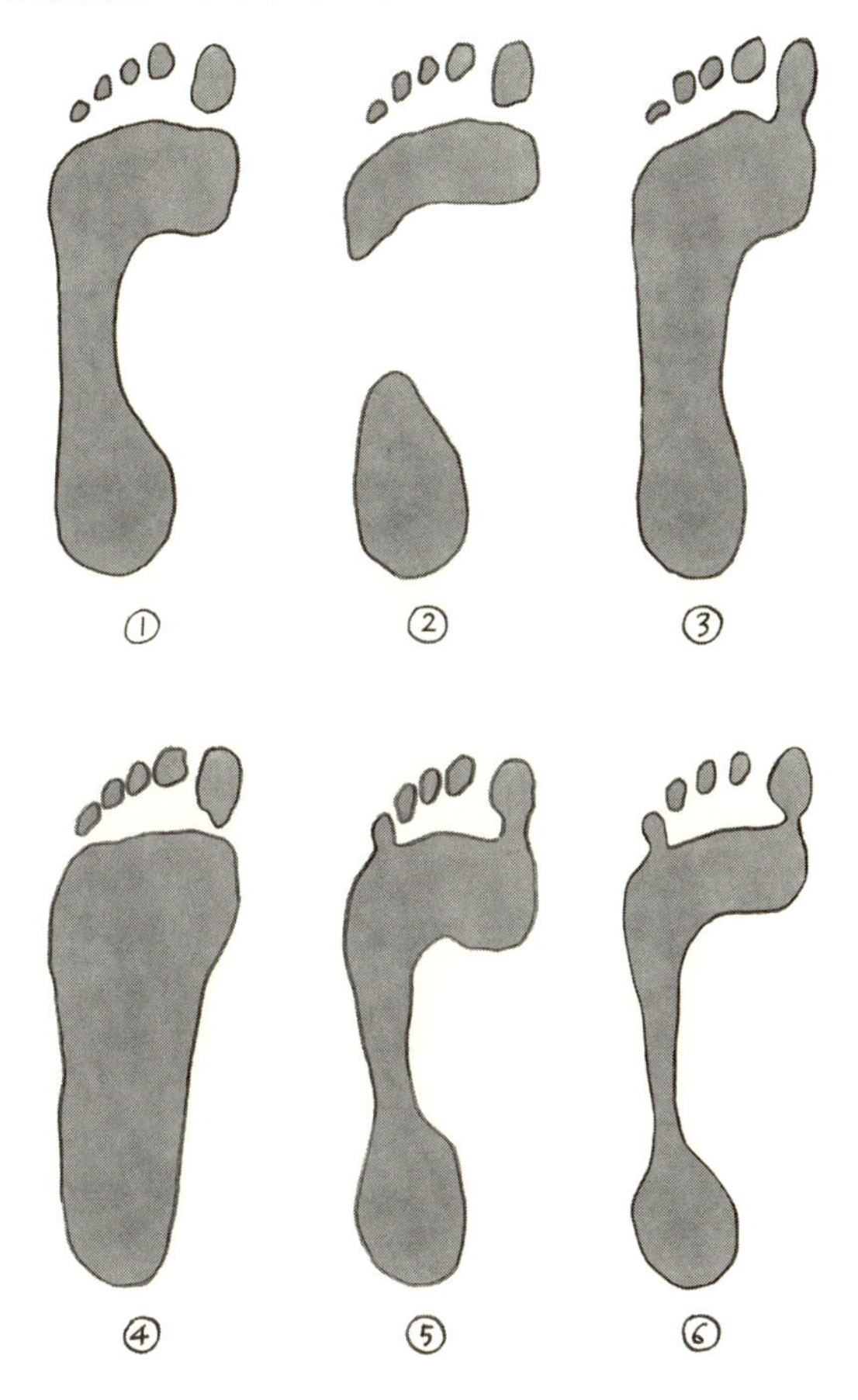

足裏の造作が示すのは、自分のアーチの特徴。決して骨格の異常や奇形を示すものではありません。

が浮いたような格好の足です。

③は、⑤の反対。アーチがどちらかと言うと低い、もしくは下がり気味であることを示しています。このタイプは多く見られ、また内転を伴います。内転は、外転の反対。内側（親指側）に転ぶように倒れる格好になっている足です。

①は、ノーマル・アーチ。普通の高さのアーチです。しかし、何を〝普通〟とするか、これは微妙、かつ難しい問題です。

③、あるいは④のようなフットプリントであっても、痛みやトラブルを抱えず普通に歩けている方もいれば、フットプリントは普通でも、足の痛みに悩まされている方もいらっしゃるからです。逆にハイ・アーチ気味であっても、なんのトラブルもない方。こういう方々は、バランスよく歩けていらっしゃいます。

このことが教えてくれるのは、足裏の造作が示すのは、シンプルにアーチの特徴。決して骨格の異常や奇形を示すものではないということです。

〝木を見て森を見ず〟と申します。フットプリントは、あなたの足を知るための大切なツールです。しかし、森という全体（＝あなたの足）を知ることにおいては、一つの木にすぎません。森を見るには、複合的な情報が必要です。

自分のフットプリントを見てみたい！　という気持ちになられたでしょうか。

フットプリンターは、謄写版のような単純な構造の器具ですが、正確に採り、正しくアーチのタイプを読み取るには、プロの経験、技術、知識が必要です。

どうしても木を見たいなら、コンフォートシューズに力を入れている靴店に行けば、採っていただけるでしょう。

しかし靴店に行かずとも、森を見ることができる手掛かりが、あなたの足元にあります。

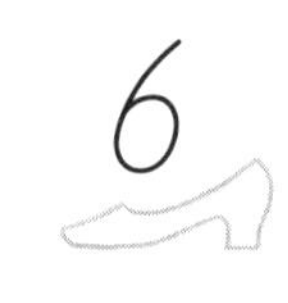

靴が教えてくれること

かかとが、こんなに減っている！　靴の中が黒くなってしまった……。慌てて修理屋さんに走ったり、雑巾でゴシゴシと靴の中を拭いたり。そのような経験をされていると思います。

実は、この減りや汚れが、あなたの足の全体像を見るための道標です。

毎日、履いて歩いている靴は、あなたのアーチの状態だけでなく、どのように歩いているかも映しているのです。

特によく映しているのが、底、甲、それにソック・ライニング。ソック・ライニングは、足裏が直に接する靴の中の底部に敷いてある敷物、一般には「中敷」

と言われているものです。

では、みなさんの靴から何が読み取れるか、イラストに沿って解説いたしましょう。

靴底からわかること

まず、地面と接している靴底です。

①かかとの外側が極端に減っている

正常歩行でも、かかとのやや外側が減りますが、極端に外側が減るのは、足首が外側に傾いた状態で着地していることを示しています。原因は、アーチの機能が低下し、かかとの中央で着地できなくなっているからです。また、ハイ・アーチ気味で、歩くときに足が外側に倒れている場合も、こんな減り方になります。

靴底からわかること

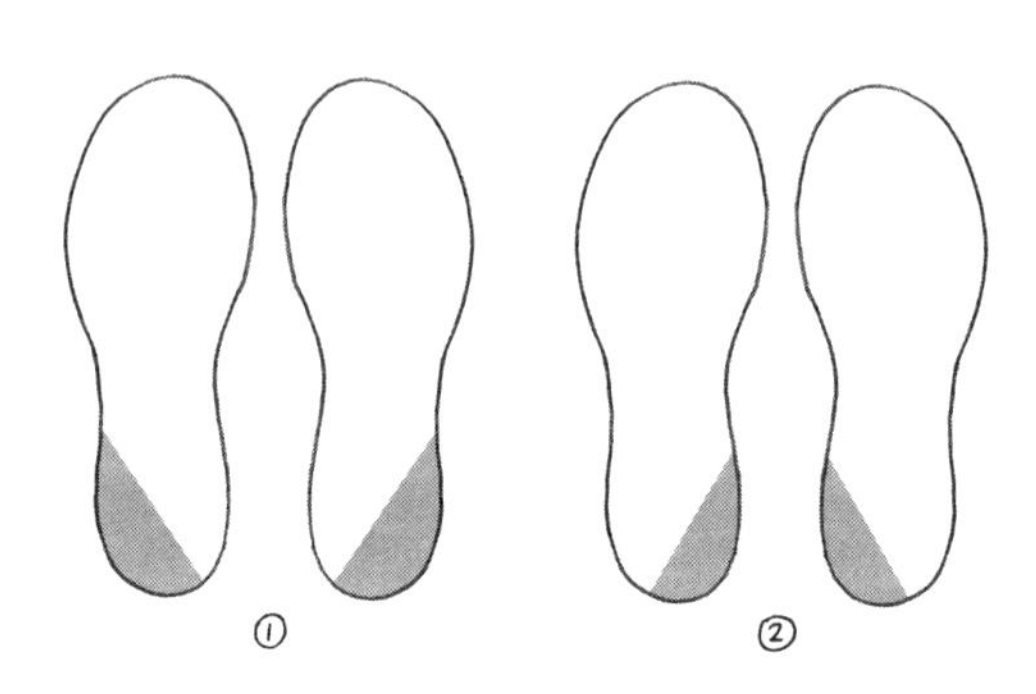

かかとのやや外側がすり減っているのは、正常。極端な場合は気をつけましょう。

②かかとの内側が減っている

これも、アーチ機能の低下が原因です。低下によって、かかとの正常位置で着地できず、足が内側に倒れ込み、その結果、かかとの内側での着地になり、かかとの内側が減るのです。フットプリントを採ると、前項で見た③のようになり、O脚の方が多いのも特徴です。

靴の甲からわかること

足や歩行の状態は、靴の甲の変形としても現れます。

③小指のところが出っ張っている

小指が当たって痛い。我慢して履き続けていると、やがて出っ張るように靴が変形し、なんとも不格好な形になってしまう。それが、この状態です。

靴の幅が狭いからと、大半の方がお思いでしょうが、違います。原因は、歩くたびに足が外側に流れていることにあります。したがって幅の広い靴に変えても、小指が当たることや痛みは解消されません。むしろ靴の中に隙間がより生じるので、靴の中での足のブレが大きくなり、痛みを助長するかもしれません。

④履き口が内側に開いている

靴の専門家たちは、この状態を「靴が笑う」と言います。大きな口を開けて笑っているようだ、というところからきています。

靴の設計に問題があると、履き口が笑うことがあります。しかしどんな靴を履いても笑ってしまう場合の原因は、足が内側に倒れることにあります。

靴の甲からわかること

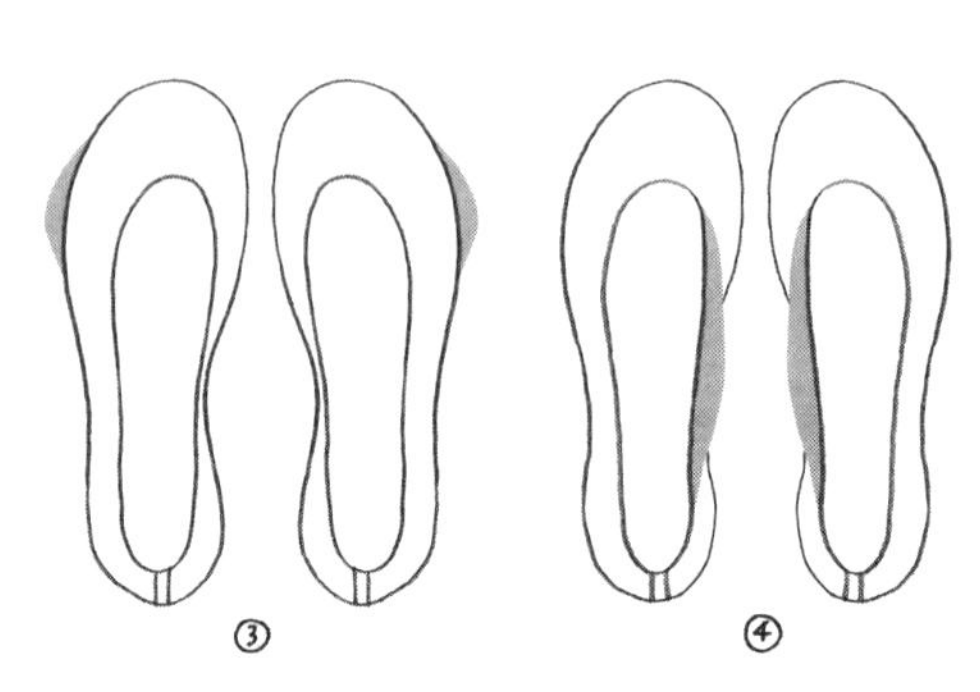

痛みの原因は実は足の他の部分にあることも多いものです。

倒れる原因は、やはりアーチ機能の低下です。アーチが体重を支えられなくなり、押しつぶされ、その結果、かかとの骨が外を向いてしまい、それに伴い甲が内側に倒れ込むのです。紐やベルトなどの留め具が付いておらず、履き口の浅い靴ほど、顕著に現れます。

中敷からわかること

最後に靴の中の底部に敷いてある中敷です。中敷の特定の部分が黒く汚れる、すり減るという形で現れます。中敷は足の裏と直に接しているので、歩くたびにフットプリントを採っているようなもの。足や歩行の状態を知る最適なツールと言えます。

取り外せるタイプの中敷なら、手に取って状態が見られます。糊で貼り付けられているタイプなら、のぞき込んで見るもよし。靴の中に手を入れ中敷を触り、手の感覚で沈み込みをチェックするのもよいでしょう。

⑤指全体の付け根あたりが黒くなっている

黒くなるのは、その部分に圧が掛かっているからです。圧が大きければ、より黒く、小さければ、薄い色になります。これは、中敷のどの部分でも変わりません。また中敷の色が黒い場合、黒ずみは見えにくいので、沈み込みや擦れ具合でチェックします。圧が強くかかるほど、深く沈み込み、擦は強く出ます。

指の付け根あたりの黒ずみは、「横アーチ」が低下、もしくは消失していることを示しています。低下が進んでいるほど、濃い黒になります。

中敷がこのような状態の場合、足の裏をご覧ください。人差し指（足では第2趾と言います）と中指（第3趾）付け根から一～二センチかかと寄りのあたり、タコや魚の目が見られます。

⑥親指の付け根が黒くなっている

親指の付け根は、歩くときに最も力が加わるポイントの一つ。したがってどんな足の方でも多少は黒ずみます。しかし外反母趾の方は、真っ黒になります。これは、外反母趾が、アーチ機能の低下や歩行の乱れによって親指の付け根に過度に力が加わることによって引き起こされていることを示しています。ここの黒ずみが濃かったら、要注意です。

⑦つまさきがすり減っている

中敷のつまさき辺りには、指の跡がついているのが普通ですが、黒ずむどころか、先端がすり減ってしまっている方がいらっしゃいます。これは、かかとの着地力が弱いためにアーチの機能が使えず、指の力だけで歩いている証拠。足の各所に痛みが発生している可能性大です。

中敷からわかること

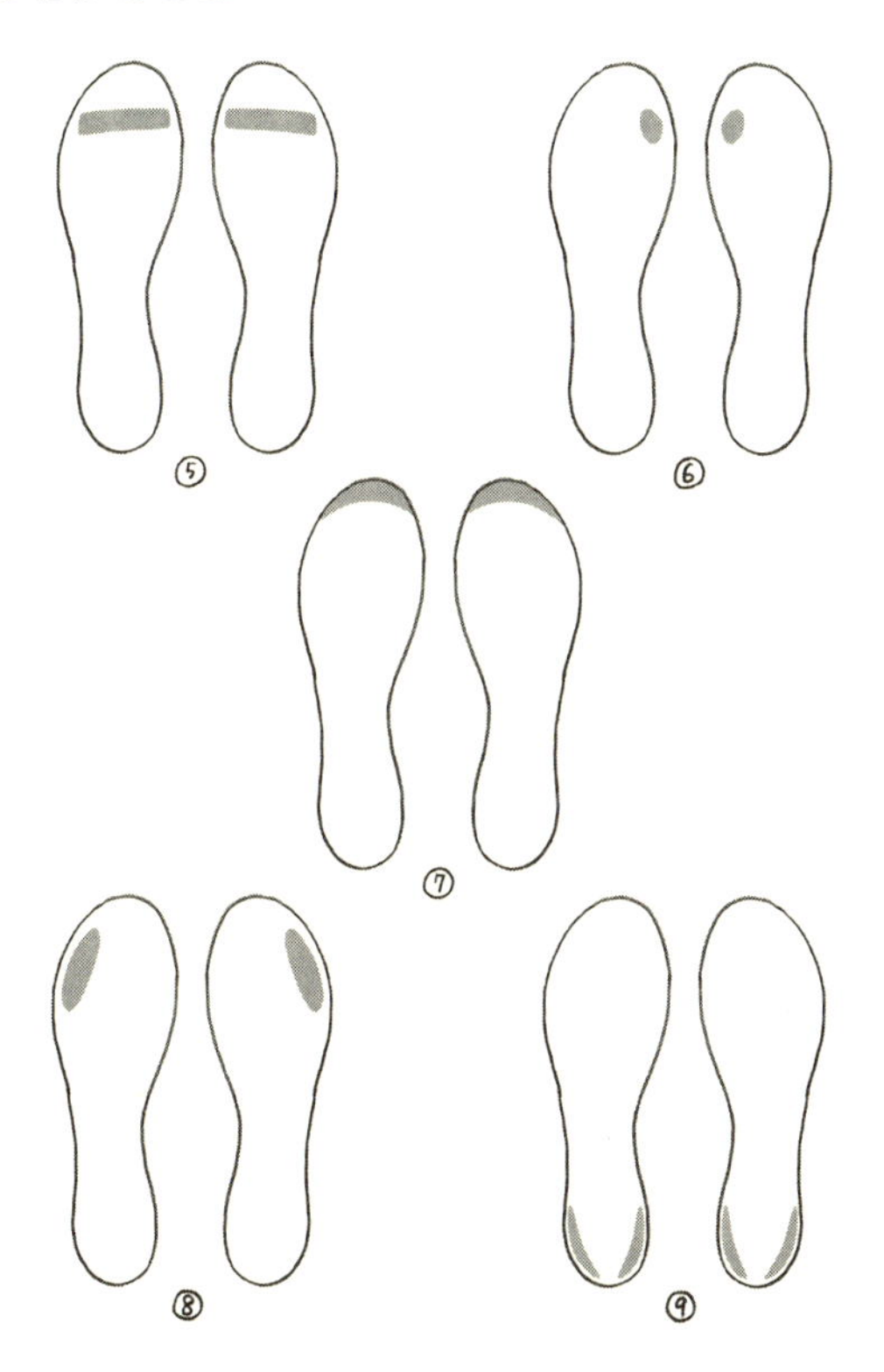

中敷もたくさんのことを教えてくれます。

⑧小指付近のフチが黒ずんでいる

歩くとき、足が外側に極端に流れていると、この部分が黒ずみます。靴の中で足の小指周辺が、甲のサイドに押し付けられることも示しており、小指に痛みを感じているはずです。

⑨かかとの両サイドが黒ずんだり、つぶれている

かかとが小さいために、着地したときに、靴の中でかかとが安定せず、外側へ、内側へとブレ、ローリング現象を起こしているのが原因です。取り外しの可能なタイプで、かかと部分がカップのようになった立体型の中敷では、かかと部のフチが完全に潰れてしまいます。

解決策は、正しい歩行を身につけること

これら9つのサインは、複合的に現れます。例えば、かかとの外側が減っている（①）と、甲は小指部分が出っ張り（③）、中敷は小指辺りの縁が黒ずむ（⑧）といった具合です。

早速、玄関に走り、靴をひっくり返したり、中をのぞき込んだりしていらっしゃるのではありませんか。

しかしいちばんお気づきいただきたいのは、靴の変形や黒ずみの原因が、変形や黒ずんでいるその箇所にあるのではなく、アーチの低下、それに正しく着地できていないことにあることです。

原因が分かれば、それを解決する答えが見つかります。

私がご提案する解決法は、正しい歩き方を会得することです。

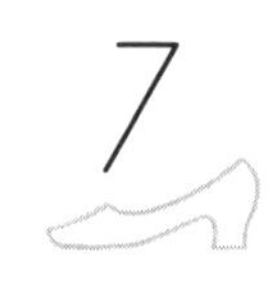

正しい歩き方①
かかとで正しく着地する

私は、これまで間違った歩き方をしていたということ……？　正しい歩き方ってモデル・ウォーキングみたいなことなのかしら……？

まさか！　ババ先生がご教示する歩き方でございます。モデル歩きであろうはずがありません。ただただ基本を身に付けていただきたいのです。

それにはまずはじめに、歩くとは、どういう運動なのかを理解していただかねばなりません。

22ページのアーチについての項のおさらいから始めます。

アーチは、足に内蔵されたバネであり、衝撃吸収の役割を果たしているとお話ししました。加えてもう一つ、アーチには大切な役割があります。それは、歩行の際に前に進む力を付けることです。

もう一度、繰り返します。

バネを手で押さえ力を加えると、バネはたわむ。そして手を外し力を取り去ると、バネはポンと跳ね上がります。

足の内蔵バネ＝アーチにも、同じ現象が起きます。着地すると、アーチに体重が掛かり、アーチは弓なりの形を保ちつつ沈む、つまりたわみます。この動きによって衝撃が吸収されます。そして地面から足が離れ、加わっていた体重が取り去られると、元のアーチにポンと戻ります。このポンは、バネが跳ね上がるのと同じ動きであり、前に進む力を生みます。さらにこの力は、足指へと伝わり、足指を前方向に蹴り出させます。するとこの動きが、もう片方の足を前に出すことを促します。

歩行とは、この連続運動なのです。

3点の重心移動を意識する

そしてこの運動を効率よく進めるには、ドーム型アーチを支える3つのポイントを押さえるように歩くことが大切です。というより、推進力を引き出し、歩きがスムーズになるように設計されているからアーチはドーム型なのであり、歩くとは、この3点を重心が移動する運動ということです。

3つの支えるポイントは、25ページに示しましたが、詳しくおさらいしましょう。専門的に言うと、次の3箇所です。

踵骨(しょうこつ)：かかと部分を構成する骨のうち最も大きな骨

小趾球：「趾」は足の指を意味いたします。小趾は一般的に申しますと小指で

歩行を支える3つの重心移動

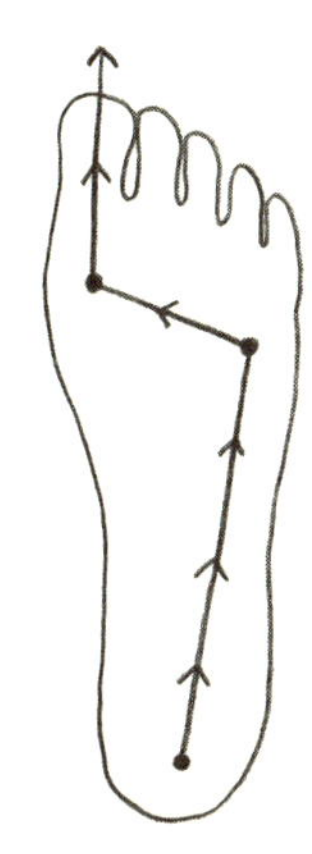

かかと、小指の付け根、親指の付け根の順が正しい重心移動です。

すが、その付け根のグリッと盛り上がっている箇所

拇趾球：親指の付け根、盛り上がった箇所

この3点を重心が移動する様子を示したのが、上の図です。

これを足の動きで説明すると、かかとで着地すると、足の外側を沿うように動き、小指の付け根で内側に返すような動きに変わり、親指の付け根に至ると親指の先へと向かう。これによって指の蹴り出すような動きをするのです。

歩くとき、足がこのような複雑な動きをしていたなんて、驚きではありませんか。この動きを専門的には、「ローリング」、あるいは「煽り運動」と言っています。

足は、しなるように運動している。足裏全体でベタッと着地し、そのまま引き上げるような単純な動きではないのです。

そして私が特に申し上げたいのは、〝はじめが肝心〟ということ。かかとで着地することが最も大切ということです。かかとで正しく着地すれば、足に組み込まれた煽り運動のメカニズムが自ずと引き出され、アーチのバネ機能が十分に稼働し正常歩行に導きます。

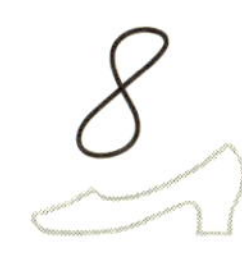

8 正しい歩き方②
正しい姿勢を意識する

さあ、頭の学習は終了。いよいよ足から始まる快適ライフへの扉が開かれます。ババ先生の正しい歩き方レクチャーの始まりです。

若い方はもとよりシニアの方も無理なく実践できるようにわかりやすくお教えいたします。ただ読むのではなく、読みながら実際に行ってください。実践・実技は、力なり。ご自分のペースで動きを会得されるのがいちばんです。

まず、歩く前にいちばん大切なこと。それは、正しい姿勢づくりです。

実は、これが難儀です。普段、当たり前になっている姿勢は、体に染みついています。その姿勢を正すことは、至難の業と言っても過言ではありません。

しかし正しい姿勢こそが、快適歩行の基本です。姿勢を会得しないと快適歩行には出会えないと心していただき、前向きに取り組むことをお約束くださいませ。

まずは、立ってください。いつも通りで結構。何も意識することなく、普通に立ってください。

さあ、正しい姿勢づくりのための６つのポイントです。

①足を肩幅と同じくらいに開く
②目線は、正面に向かって真っ直ぐ
③アゴを引く。上目遣いにならないように注意
④胸を広げ、胸郭を立てる
⑤膝をできる限り真っ直ぐな状態にする
⑥最後に両手を上に上げ、横にストンと落とす

正しい姿勢になっていますか？

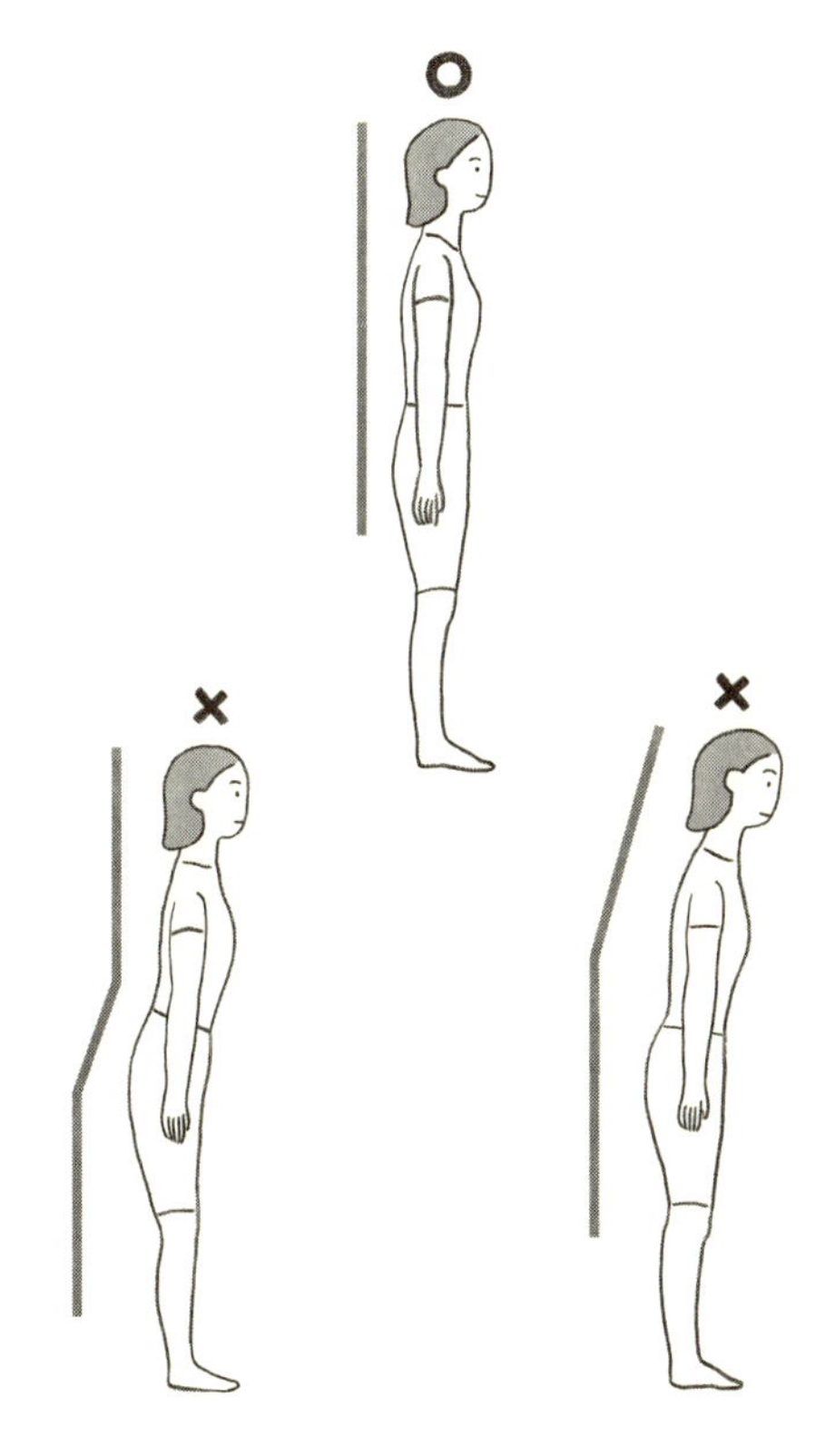

お尻が突き出たり、前屈みになっていませんか？　正しい姿勢は真っ直ぐです。

正しい姿勢を、前ページに示しました。⑥を終えた姿勢が、◯印をつけたイラストのように真っ直ぐになっていますか？

歩くときは、この姿勢を保つこと。しかし実際の街歩きで、常に正しい姿勢を保つことを意識していたら、つらさが増すばかりになってしまいます。この姿勢が普通の姿勢になるようにしましょう。そのためには練習、練習、練習あるのみ。

やり終えたときに苦しいと感じたら、苦しさを感じなくなるまで、何度も①〜⑥を繰り返すことが大切です。そうすることによって正しい姿勢を体が覚え、意識することなく、楽に正しい姿勢で立つことができるようになります。

この正しい姿勢づくりは、肩こり、股関節のこわばりを和らげる効果もあります。歩行前に限らず、朝・昼・晩の数回、行うことをおすすめします。特にシニアの方には、体に無理なく気軽にできる柔軟体操にもなります。

継続は力なり、気力は前進なり。焦らず、毎日、続けてください。

9 正しい歩き方③ 3ステップの練習あるのみ

いよいよ正しい歩き方のレクチャーを始めます。

みなさまのやる気がみなぎってきているのが、伝わってまいります。いきなり外出なされるより、ご自宅で前述の正しい姿勢を整え、足の出し方の練習から始めることをおすすめします。

ただし、本書を片手に練習は、お止めください。読みながらの動作は、よろける、倒れる、転ぶ……、危険でございます。体が動作を覚えるまでは、手助けが必要です。必ず椅子を用意してください。椅子は普段、お使いのもので構いませんが、腰の位置に背もたれがくる高さがベストです。

左右の足、片方ずつ練習開始です。椅子は、体の右側、左側どちらでも、ご自分がやりやすいほうに置いていただいて結構です。

とてもわかりやすいイラストを65ページにご用意いたしました。イラストを見ながら、動作を頭で理解し、次に実際に練習です。

①軸足との角度が45度の位置まで脚を上げる

このとき、上げる脚のつまさきの角度に注意。直立した姿勢で、足首を曲げたり、伸ばしたりせず、そのまま脚を上げれば90度くらいになります。その際、つまさきが内、あるいは外に向かないように注意してください。つまさきが膝の中央にポジションしていれば、ＯＫです。

※チェック！　つまさきが正しく上がっていれば、練習を始めた当初は、ふくらはぎがつった感じがします。意識しないとつまさきが下がっているのです。

②そのままの状態で、かかとを地面(床面)に着ける

このとき、爪先は上がった状態ですが、その爪先が内や外に向いていると、かかとの真ん中に着地できません。

片足ずつ、①②を繰り返し行い、体が覚えるまで練習してください。そしてできるようになったら、いよいよ歩行そのものの動作に入りましょう。

※チェック！　体が傾斜していませんか。傾斜していると、正しく着地できません。逆に体が正面を向いていれば、自ずとかかとの真ん中で正しく着地できます。

③②の着地姿勢から膝を曲げ、爪先を地面に着ける

すると反対の足のかかとが自然に上がってきます。体重が移動し、歩行運動が起こったのです。

自然に反対側の足が前方に出てきますから、反対の足も①、②、③と続けてください。イラストで動作を再確認し、①つまさきを上げる、②かかとで着地し体重を載せる、③膝を曲げてつまさきを着ける

頭の中で動作を唱えながら、1、2、3、1、2、3と掛け声に合わせて歩きましょう。

少し続けたら立ち止まって、忘れずにチェックをいたしましょう。
つまさきが、膝の中心にきていますか？
かかとの真ん中に体重が載っていますか？

確認OKなら、歩きましょう。1、2、3、1、2、3。
歩きましょう、歩きましょう。

正しい歩き方

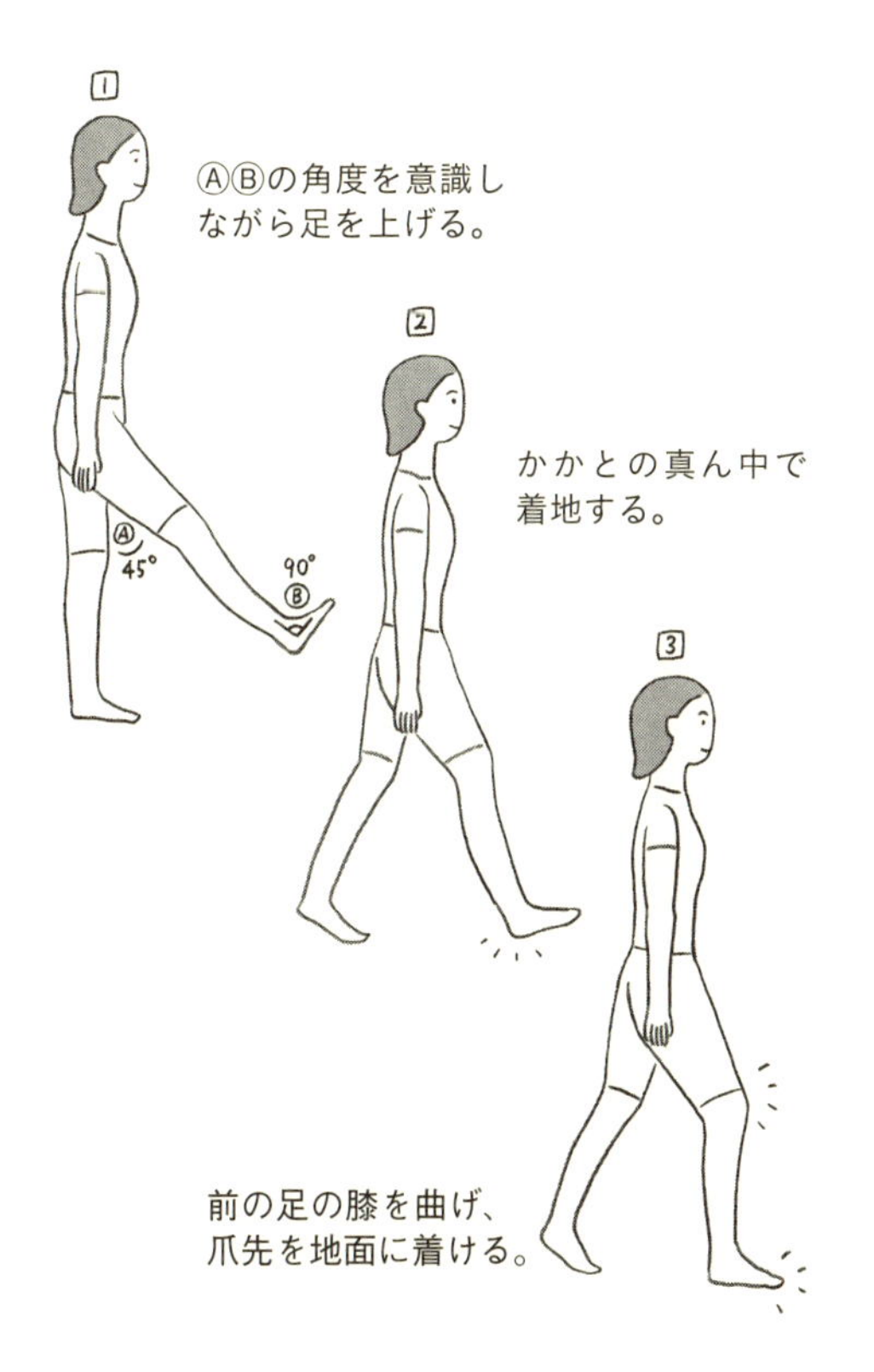

「１、２、３、１、２、３」と体が覚えるまで、繰り返し練習しましょう。

街に出て歩いてみましょう

3つの動きを体が完全に覚えこんだら、街に出て歩きましょう。

ただし、街中の歩行では、脚を45度まで上げる必要はありません。45度上げは、あくまでも爪先が膝の正面に出るように脚を振り出すための練習方法。練習の結果、爪先が真っ直ぐ振り出せるようになっているので、振り出しは自然体で。

自然体の歩行は、かかとは地面から5センチほど上がっていれば大丈夫です。45度上げで歩くと、ロボット歩行になってしまいます。また、①②を完全に会得すると、③の動作は自然に促されます。したがって、街中での歩きは、1、2、1、2でございます。

良い歩き方、悪い歩き方とは？

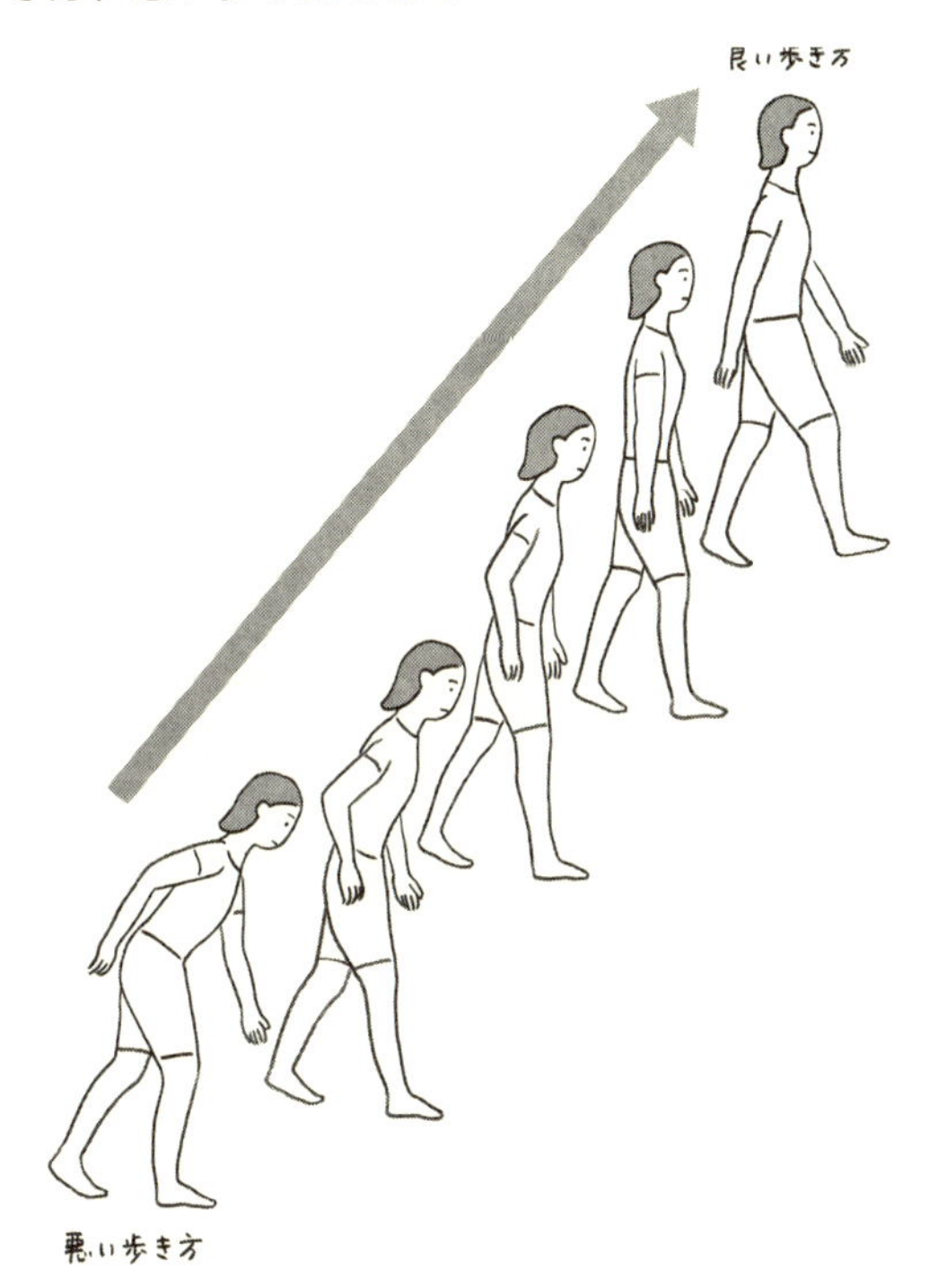

腰が曲がっている、うつむきすぎ、上半身が前のめりなどは、シニアにはよく見られる歩き方です。正しい姿勢を意識して歩きましょう。

その際に手と腕はどのようにすればいいの？　こんなご質問が出てまいりましょう。

杖、カート、手ぶら、それぞれに対応が異なります。手と腕は気にすることなく自然体に任せ、動くがまま、振れるがまま。しかし手ぶら状態であれば、手のひらは開いたほうがリラックス感が増すでしょう。

また歩くペースは、いつもの通りに。気合いが入り過ぎ早歩きになったりすると、かえって歩行が乱れます。歩幅も、いつも通りに。正しく歩くには、マイペースが基本であることをお忘れなきよう、くれぐれもご注意ください。

正しい歩行を身に付ければ、歩く楽しさを謳歌できる日は、もう目の前です。

第2章
靴選びとメンテナンス

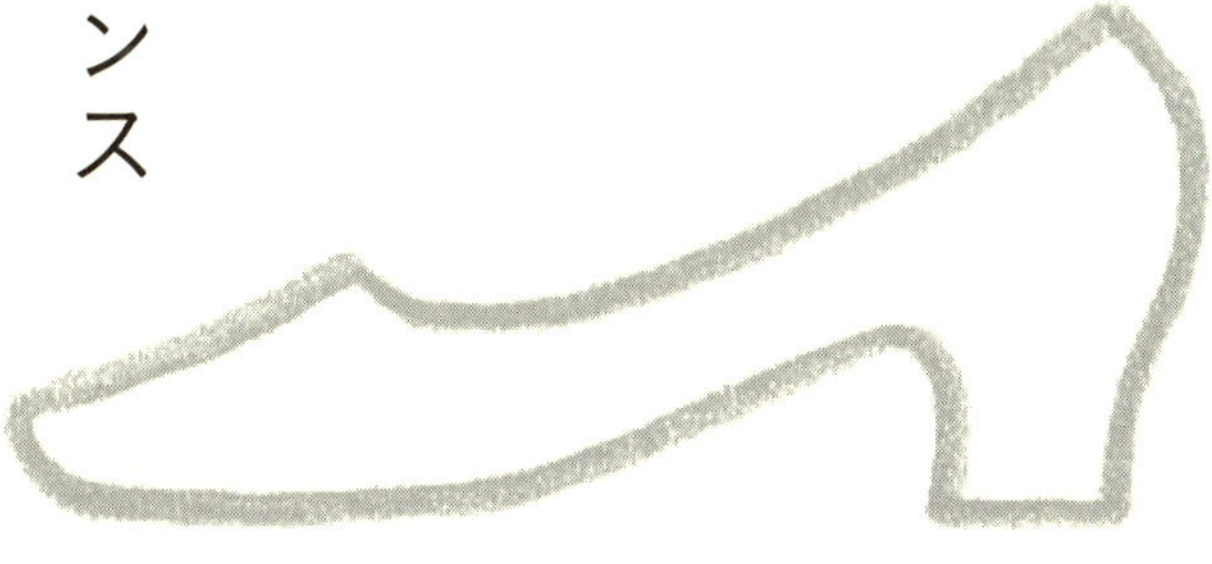

10

自分の足のサイズを正しく知る

数十年、足のことに従事しておりました「フットケアコンフォートセンター」には、足のトラブルを抱えた多くの方がいらっしゃいました。

まず行うのが足の検査。その結果に基づいて痛みの原因などをご説明し、快適歩行への数々のご提案をします。また、いらっしゃる際には、お履きになっている靴をすべてご持参いただいておりました。検査結果と実際に履かれている靴を照らし合わせると、痛みの原因がわかるからです。

そしてご説明は、検査によって明らかになった実際の足のサイズをお教えすることから始めます。

ある日、いらっしゃった女性の足の計測値は、右23・75センチ、左23・5センチ。ところがご持参の靴は、すべて22・5センチ!?

実際の足より1センチも小さな靴を履いていたなんて、足が痛くなかったのかしら!?

そう思われるでしょう。しかし、こういう方は決して珍しくありません。もしかしたらあなたも、実際の足のサイズとはかけ離れた靴を履かれているかもしれません。

なぜ、このようなことが起こるのでしょうか?

この女性に、なぜ、このような小さな靴を履いているのかと伺いました。

答えは、「23・0や23・5センチを試したこともあるが、かかとがパカパカして脱げやすい」とひとこと。

この方の足は、細めでした。22・5センチでも履けないことはありません。しかし、この場合の〝履ける〟は、足が入るという意味。足が入っても、足のサイズよりも小さな靴で歩くと、痛みやトラブルが発生します。洋服なら、ボタンがはじけたり、破れたりしていたことでしょう。

またこの方の足は、かかとが標準より小さめ。かかとがパカパカするのは当然。かかとが脱げそうな状態での歩行は、誰しも好みません。ついつい小さめの靴を購入した気持ちがひしひしと伝わってまいりました。

しかし、つらかったのは、足でございます。

この方のかかとパカパカへの対処法は、間違っていたのです。

靴は、英語では、シューズ（shoes）。これは厳密には、履き口が踝（くるぶし）までのものを指し、ブーツ（boots＝長靴）と区別して「短靴」を意味します。履き物全般を指す場合は、フットウエア（footwear）と言います。

そう、靴はあなたの足のウエアです。

洋服を選ぶ感覚を思い出してください。どんなにデザインが気に入っても、きつい、ダブダブの洋服は買わないはず。靴も同様です。

靴を購入する際に最も大事なのは、足の実際のサイズに合った靴を選ぶこと。それには、まず靴の専門店で足を測ってもらい、自分の足の実際のサイズを知ること。そうすれば、かかとパカパカや痛いなどの不具合の原因が、靴のサイズだけではないことに気づくことができます。

11

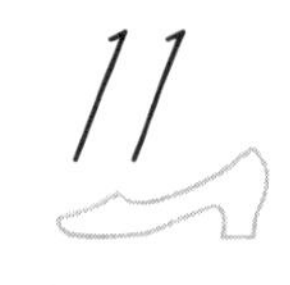

歩きやすい靴の基本

靴売場に行くと、それはそれはたくさんの靴があります。パンプス一つを取っても、トウのスタイルはピンと尖ったもの、丸いもの、四角いもの、ヒールの高さも3センチ程度から10センチはあろうかというものまで、さらにヒールのシルエットもさまざまです。

足の正しいサイズはわかったし、さあ、選ぶぞ！

しばしお待ちください。足に合ったサイズを選んでも、すべてのデザインが選択対象になるわけではありません。足、そして歩くためのウエアとして十分な機能を発揮する靴を選ぶことが大切です。

　ではどうしたら選べるか。歩くためのウエアとしての靴を選ぶポイントをお教えしましょう。

１　かかとがしっかりした形状かどうか

　次に挙げる３カ所（次ページのイラスト参照）を、親指と人差し指で挟んで押して、硬さをチェックしてください。フニャッとしていたら不合格。硬く成型されていることが実感できるものでなければなりません。

①ヒール、あるいは底と甲が接している箇所
②履き口と①との中間
③履き口の際（きわ）

①はＯＫ、②もＯＫ、③はフニャフニャ。２カ所がＯＫでも、３カ所すべてをクリアしないと、残念、不合格です。

　また、かかと部分の深さは人差し指一本程度が望ましいでしょう。

歩きやすい靴のポイント

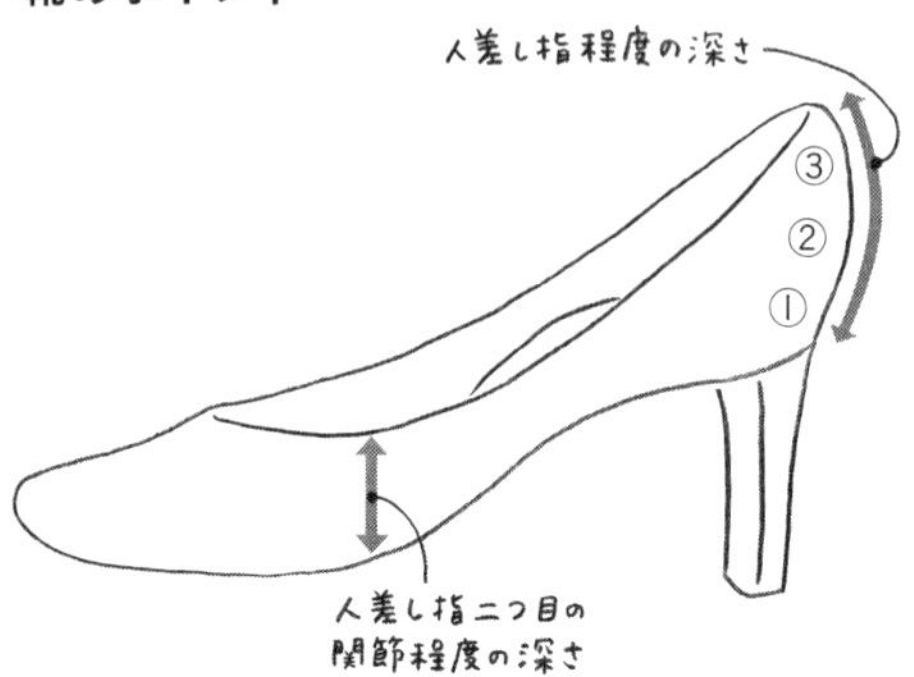

しっかりしたかかとで、甲を包み込み、ホールドしてくれる靴を選びましょう。

2 甲を包み込み、足をホールドする形状やデザインになっているか

ストラップや紐などの留め具が付いていないパンプスなら、履き口のつまさき寄りが、指の付け根よりも上にあり、甲を深く被っていること。

またサイドの深さも重要です。外側の履き口を浅くカットしたデザインもあります。甲の露出部分が増えて、その方がエレガントな印象を与えますが、快適に歩くには、好ましくありません。

サイドの両側が同じ深さがベスト。深さのガイドラインは、人差し指の関節2つ。人差し指の付け根を、甲と底が接するラインに合わせ、履き口が２つ目の関節より上のところにあればＯＫです。

甲や足首にストラップが付いたもの、あるいは紐締め式であれば、ストラップや紐が足を靴に固定してくれるので、履き口の深さにそれほど神経を使う必要はありません。

私は、足と靴が一体で動くことを「足靴一体（そっかいったい）」と言っています。
１、２は、足靴一体を実現するための必須条件。足と靴が一体で動いてこそ、快適歩行が叶います。

12

ヒールは3〜4センチが歩きやすい

これまでご紹介してきた靴のイラストを見て、「ヒールのある靴なんて履けない」と思われた方もいるかもしれません。

ここでは、歩行に適正なヒールの高さについてお伝えします。

一般的に考えると、ヒールは低いほど快適に歩けるとお考えのことでしょう。

しかし、違います。

適正なヒール高は、3〜4センチです。

アキレス腱は、足首の後ろ側の細くなったところを走っているスジ。ふくらはぎとかかとの骨を繋ぎ、かかとを持ち上げる働きをしています。歩行には大事な腱です。丈夫な腱ですが、伸縮性があまりよくないのが特徴です。走る前などに足首を伸ばすストレッチを行いますが、この目的はアキレス腱を伸ばし、運動によるケガやトラブルを防ぐためです。

歩行運動では、爪先で蹴り出すと、ふくらはぎの筋肉が収縮し、これによってアキレス腱は引っ張られて伸び、そのとき、負荷がかかります。

スムーズに蹴り出せて、アキレス腱に負荷をかけ過ぎない適正な高さが、３〜４センチなのです。

これより高い、７センチ以上のハイヒールでは、重心が前に行き、アキレス腱は縮んだままの状態になります。また3センチ未満のローヒールでは、重心がかかと寄りになるので、アキレス腱が伸び気味の状態になります。

若い人は、アキレス腱が柔軟。どんなヒール高の靴を履いても対応できますし、

ヒールの高さを測る方法

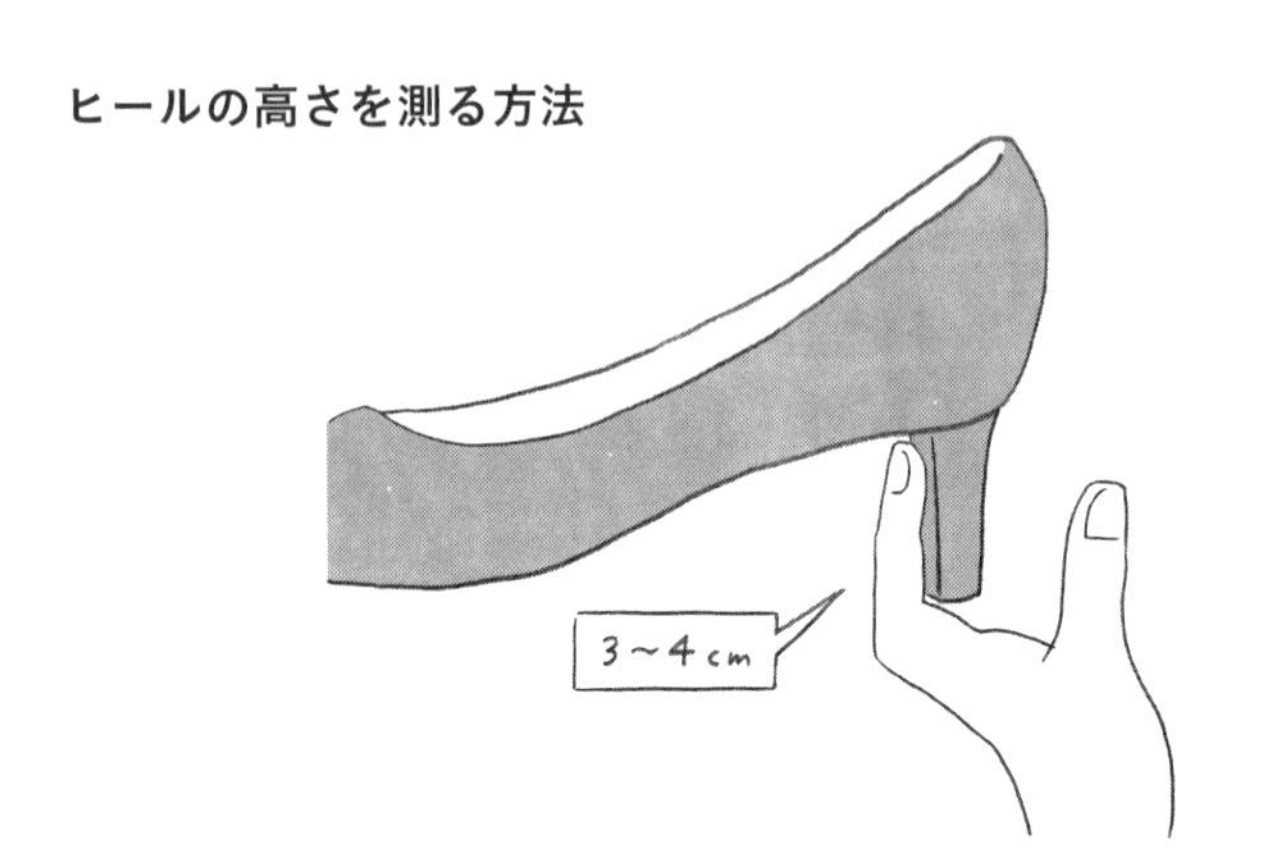

これで靴屋さんに物差しを持っていかなくて済みます。

縮んで固まった状態が続いても、少し休めば、すぐに柔軟性を取り戻せます。

しかしシニアのアキレス腱は、加齢によって柔軟性を失い、対応力が低下しています。そのために蹴り出しがしやすく、負荷をかけ過ぎない靴を必要としています。

では、3～4センチを、どのように見極めるか。物差しなど用意せず、ご自分で行える簡単な方法がございます。

ヒールの内側に人差し指を入れ、第2関節までに納まる高さなら、概ね4センチ以下でございます。

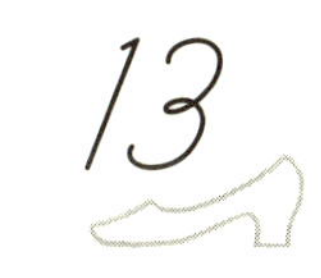

試着の際の３つのチェックポイント

74ページの2つのポイントがクリアできたら、フィッティングのチェックです。足の実際のサイズに合うサイズ表示を選んでも、製造メーカーやデザインによって大きめ、小さめはよくあることです。表示されたサイズは目安です。実際に合っているのかを、必ずチェックしなければなりません。

そのポイントは、次の3点です。

① かかとが安定しているか

パカパカと足のかかとが抜けたりしないか？　またかかとに体重が載っている

ことが感じられるか？

②幅が合っているか

親指、小指のところがきつくないか？

③指を動かすことができるか

立ったままでは十分にチェックできません。店内を歩いてみましょう。購入前の歩行チェックは、靴にシワができたりして売り物にならなくなるケースもあるので困る、という靴店もあります。そのときは、立ったままその場で足踏みを15回ほどしてみましょう。この足踏みは、10メートル歩くことに匹敵します。

試着の段階で不具合を感じたら、その箇所を微調整してもらいます。信頼できる靴店であれば、販売員の方は、微調整の技術をお持ちです。遠慮せず、不具合の箇所をしっかり伝え、調整してもらいましょう。

10年以上前から靴店にはアーチパッドやカウンターパッドなど、微調整に必要なパッド類がたくさん用意されております。

たとえば最近、よく見かけるようになっているものに、シューベルトがございます。フィッティング調整のパッドとは違いますが、活用価値はあります。

かかとがパカパカする靴をお持ちなら、輪ゴムを2本用意し、左右どちらでもいいので片方に輪ゴムを通し、甲のいちばん高いところ付近にもっていってください。そしてその状態で歩いてください。

輪ゴムを付けると、かかとのパカパカが軽減され、足と靴が一体化し軽くなったように感じられることでしょう。

この輪ゴムと同じ効果があるのが、シューベルトです。

このようなグッズの活用やパッドによる微調整は、フィッティングの不具合を解消し、「足靴一体」の実現に大いに役立ちます。

14 靴のTPO

最近、「KuToo（クートゥー）」という運動が盛り上がっていると聞きました。特に若いみなさんは、私が説明するまでもなく、ご存じでしょう。知らない方のために書き添えますと、次のような趣旨の運動です。

ヒールのあるパンプスは、足への負担が高く、外反母趾などの健康被害も引き起こす。「KuToo（苦痛）」を強いるにもかかわらず、パンプスの着用を強制する職場が歴然と存在する。これは女性差別であり、人権侵害。ヒールのあるパンプスの強制を撤廃する通達を政府に望み、その実現に向けた署名活動を実施する。

何やら硬い文章になりましたが、健康、そして快適歩行の観点から趣旨に大いに賛同いたします。

ただ付け加えたいのは、この項でお話ししようとしている、靴のTPO（ティー・ピー・オー）（詳しくは次ページでご説明いたします）。強制といったことが起こるのは、そもそもTPOの意識が薄いからではないでしょうか。


たとえば、「KuToo」が問題視してるパンプス。

パンプス（pumps）は、ベルト、ストラップ、あるいは紐などの留め具が付いておらず、足をスッと滑り込ませて履く靴のこと。中でもヒールの高いパンプスは、欧米ではコートシューズ（court shoes）と呼ばれています。「court」とは、「宮廷」を意味します。つまり、ヒールの高いパンプスは、宮廷で履く靴。パーティシューズなのです。

しかし、日本ではコートシューズに属するようなパンプスが、万能の靴であるかのように、街を闊歩しています。

「KuToo」の源にあるのは、この「パンプスは万能」的意識。そして、靴のTP

Oに対する意識がない証拠です。

靴も、洋服と同じようにTPOをわきまえて履き分ければ、靴による痛みやトラブルが、ずいぶんと軽減されます。

そもそもTPOの「T」は「time＝時」、「P」は「place＝場」、「O」は「occasion＝場面」です。そしてオケージョンは、「ソーシャル」「オフィシャル」「プライベート」の3つに分けられます。それぞれにどんな靴がマッチするのか、ご提案いたしましょう。

●ソーシャルな場面にふさわしい靴

「ソーシャル」には「社会的」という意味もありますが、ここでの意味は「社交的」。洋服で言えば、礼服を着なければならないような場面。たとえば結婚式、その披露宴、また公式的なパーティとなりましょう。

靴は、前述したコートシューズ、つまりハイヒールのパンプスが典型です。ハイヒールとは、ヒールの高さが７センチ以上のものを言いますが、５センチ程度までは許容されるのではないでしょうか。しかし５センチ以下が完全にＮＧという訳ではありません。ローヒールを履きたい場合は、素材に華やかさのあるもの。たとえばエナメルやゴールドなどの光った素材を選ばれることをおすすめします。ストラップも、甲や足首に細めのものならよろしいでしょう。判断の基準は、エレガントさを失わないことです。

また、仏事もソーシャルな場面です。エレガントさより慎ましさが大事。パンプスなら、７センチ以下を選ばれるのが宜しいと思います。

●オフィシャルな場面にふさわしい靴

「オフィシャル」は、「公的」といった意味です。オフィスでの仕事、男性ならスーツを着て臨むのがふさわしい場面となりましょう。

パンプスは、7センチ以下、ベストは5センチ以下がよいでしょう。ストラップや紐付きもおすすめします。なぜかと申しますと、仕事の場は、活動性が要求されます。留め具付きは、足を靴の中の正しい位置に固定してくれるので、活動性を満たしてくれます。活動性の観点に立つと、オフィシャルで着用する靴ほど、靴選びとフィッティングのチェックを入念に行わなければなりません。

活動性を重視すると、近年、若い方を中心に人気のバレリーナシューズ、中でも履き口が浅く、ソールは薄くてヒールが1センチ程度のタイプは、おすすめいたしません。ソールが薄いと、衝撃がストレートに足に伝わるので、少し歩き回ると足が痛くなってしまうことが想定され、きびきびと仕事、とはいかなくなってしまいます。

また、公的な場にはある程度、改まった印象が求められますので、その点からも向かないと思われます。

逆におすすめしたいのが紳士靴のような紐付きのオックスフォードタイプです。「KuToo」の主張に立っても、もっとお履きになってよいと思います。スーツにも合わせられますし、改まった印象も、活動性もあります。上手にコーディネートなさると、仕事のできるキャリア女性を演出してくれることでしょう。

●プライベートにおすすめの靴

プライベートは、社会的、公的なものから解放された個人的な場面です。休日にご夫婦、またお友達とお出かけ、あるいはショッピングなどが想定されます。このような場面では、ブラウスやセーターに、ジーンズを含むパンツなどとカジュアルな服装になりましょう。

当然、靴もカジュアル。ウォーキングシューズタイプ、スニーカー、ローヒールのパンプス、バレリーナもよろしいでしょう。

ただし、歩く距離をご考慮ください。あちこちの店を見てショッピングというときにバレリーナでは足が痛くなり、ショッピングどころではなくなってしまうでしょう。ウォーキングタイプを履いてお出かけください。

●ピンヒールは会場で履き替えて

そして、最後にもう一つ、ご提案。

今日はお呼ばれパーティ、ルンルン気分。このときのためのピンヒール。どうぞ、お履きください。ただし、パーティ会場まではご持参。クロークまではローヒールです。そしてローヒールはクロークに預け、ピンヒールに履き替えて会場へ。2、3時間の立食パーティ、際だったあなたが目に見えるようでございます。

履き替えは、TPOと快適さの両方を叶えてくれるテクニック。「KuToo」の主張にも叶います。

靴のTPOを、左ページの表にまとめてみました。

洋服は、誰のアドバイスも受けずとも、これはパーティ、これは仕事用などと、

ご存知ですか？靴のTPO

・ソーシャル

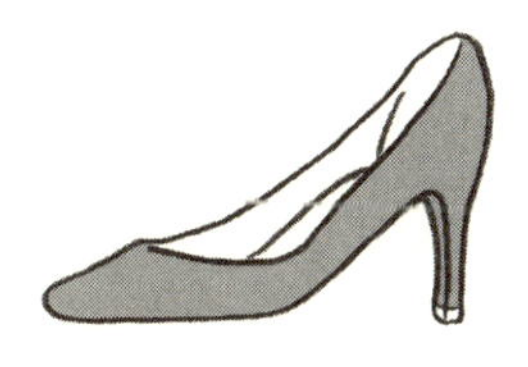

ハイヒールパンプス
（7センチ以上のヒール）

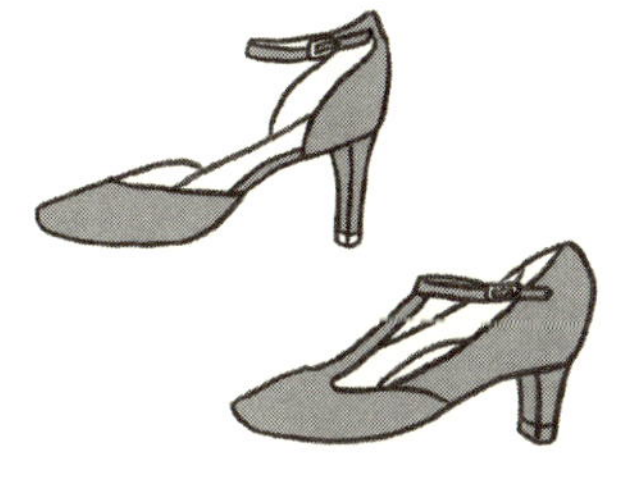

ストラップ付も快適

・オフィシャル

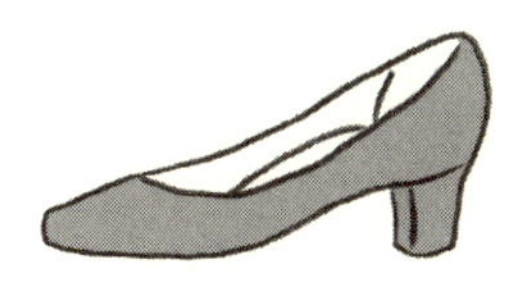

ミドルヒールパンプス

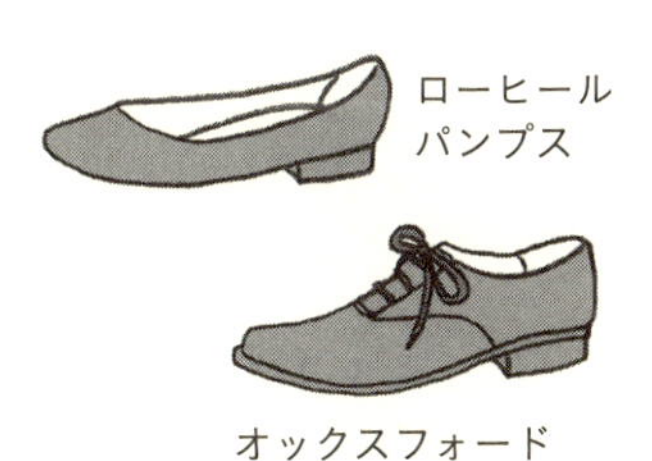

ローヒール
パンプス

オックスフォード

・プライベート

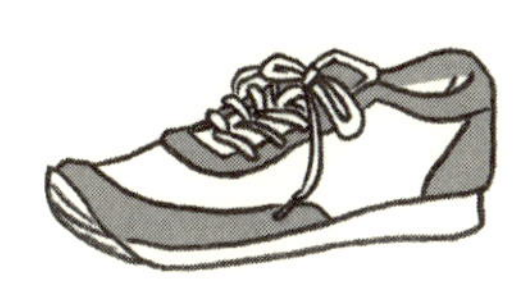

スニーカー

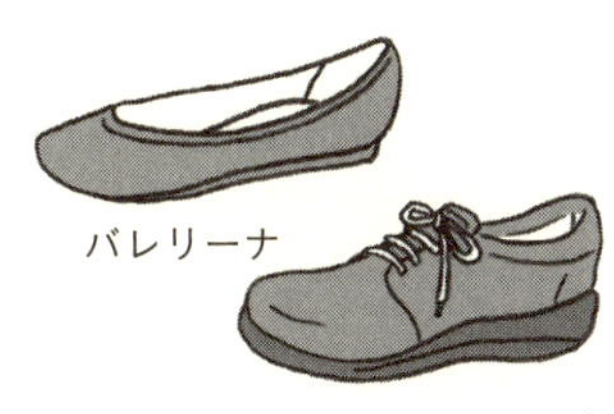

バレリーナ

ウォーキングシューズ

購入されるときから着る場面を想定し、ワードローブを組み立てていらっしゃると思います。

表をガイドラインに靴のワードローブを組み立て、場面によって履き分け、ご持参・履き替えのテクニックを駆使。さらにあなたのコーディネートセンスを加えれば、あなたの靴ライフは、快適、かつ豊かで素敵なものになることでしょう。

15

シニアの靴選び

ウエストを締めると、苦しく感じるようになった、ゴム・ウエストにしよう。お腹が出ているのが気になる、隠したい。チュニックが使いやすいかしら。歳を重ねるにつれ、洋服選びが、このように変わってきてはいませんか。体型の変化は、目で見ればわかるからです。

足は、どうでしょう？

太ると、足にも脂肪が付き甲周りが太くなり、痩せれば、細くなります。足の筋肉、また靱帯も、二の腕がタルタルになるように緩みます。その結果、起こるのが、アーチの低下です。

土踏まずが、アーチの高さを映していることは、すでにお話ししました。

しかし、足をひっくり返してまじまじと見ても、二の腕のように緩んでいるかはわかりません。

では、どのようにして見極めるか。

第一章「3本足歩行にならないために」（31ページ）でお伝えした、次の状態が、アーチの低下の目安となります。

・長時間の歩行がつらくなった
・歩幅が狭くなっているようだ
・つまずきやすくなった
・すぐに転びそうになって怖い

これらを防いでくれるのが、シニアにふさわしい靴です。

78ページでもお伝えした通り、シニアにはまず、ヒールの高いパンプスは向きません。ハイヒールをシニアが履くと、弱ってきている足にさらに負担を強いることになるのは、説明しなくてもおわかりいただけるでしょう。

パンプスを履かなければならないシーンでは、ヒール高は5センチ以下。最適は3～4センチで、甲のデザインはストラップ付きや紐締め。留め具なしがお好みなら、甲を深く被うデザインにしましょう。

日常履きは、フラットソールのウォーキングシューズのようなタイプがマッチします。そして次のことに留意し、選んでください。

①爪先が適度に反り上がっている

アーチが下がり、アーチの機能が低下すると、次のようなことが起きます。

まず、かかと着地ができなくなります。すると、アーチの機能をフルに引き出せなくなり、煽り運動（57ページ参照）ができなくなり、歩行を前に進める力が弱くなります。同時に、指の蹴り出しが弱くなります。

つまずきにくい靴

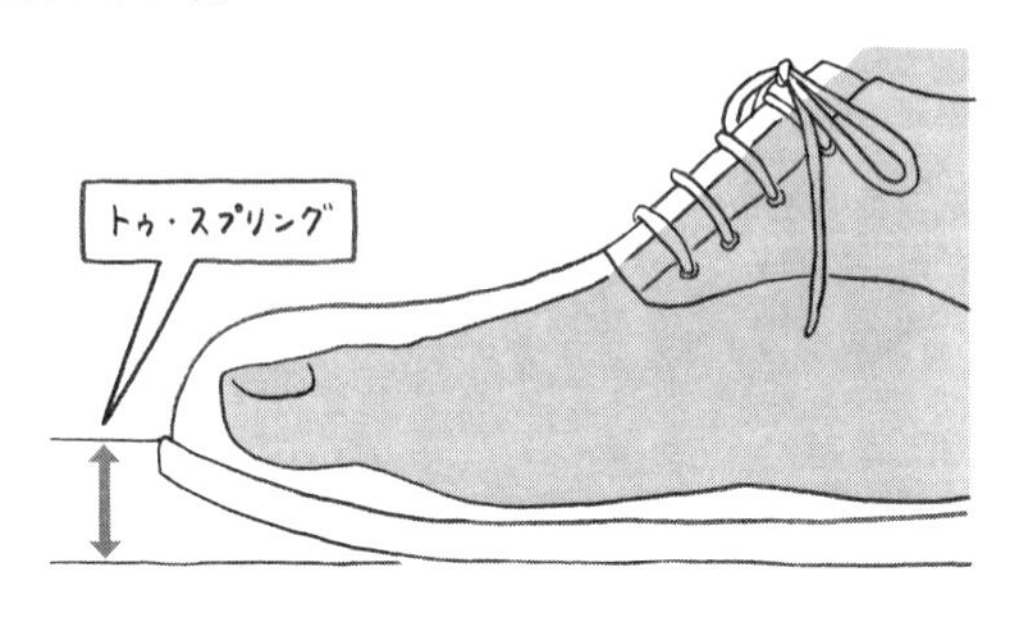

つま先が適度に反り上がっているので、つまずきにくい。

これを防ぐには、爪先が適度に反り上がっている靴を選ぶことです。

この爪先上がりを「トウ・スプリング」と言います。トウ・スプリングは、靴設計の鉄則です。目的は、爪先が地面に突っかからないようにするためです。

足自体の前に進む力や蹴り出す力が弱くなっているのですから、靴にはつまずかない機能が不可欠なのです。

どのくらい上がっているのがよいか。これは、ヒールの高さ、またソールの厚さ、材質によって変わるので、残念ながら、何センチとお伝えすることはできません。今お履きになっている靴がつまずきやすいなら、その靴を靴店に持参し、トウ・スプリングが適正かどうか、チェックしてもらうのも一案です。

またつまずきを防ぎ、歩行をスムーズに進めるために、トウ・スプリングを過度に付けた「ロッカーソール」というものもあります。しかし過度のトウ・スプリングは、足の状態に合っていないと、かえって転倒や足に不具合を生じさせる原因になることもあります。ロッカーソールに代表される過度のトウ・スプリングの靴を履く場合は、専門家の指示やアドバイスが不可欠です。

②足が曲がる位置で靴が曲がる

煽り運動では、重心の移動はかかとから始まり、小指の付け根に達すると、足を横切り、親指の付け根に向かいます（52ページ参照）。この重心が横切る位置（親指と小指の付け根のやや下を結ぶライン）が、歩くときに足が曲がる位置です。

靴がこの位置で曲がることは、歩きやすい靴の条件ですが、煽り運動がスムーズにできなくなっているシニアには、必須条件です。

曲がるかどうかは、靴の爪先をグッと上げてみることで、チェックできます。ただし、この位置以外がどこでも曲がってしまう靴はいただけません。例えばかかとのあたりがフニャッと曲がってしまうようでは、かかとに掛かる体重をしっかり受け止められず、かえって不安定な歩行になってしまいます。

柔らかい靴が履きやすい。特にシニアは、柔らかさを基準に靴選びをされていることが多いように思えます。しかし、柔らかさ重視は、間違った常識です。足は全身を支え、その足を支えているのが靴。どこもかしこも柔らかい靴では、支えることができません。

足の力が弱くなっているシニアは、特に柔らかさ偏重にならないようにご注意ください。

③ウエッジの力を活用する

坂を下るとき、自分の意思に反して足がどんどん前に出ます。この力を適度に利用すると、足が前に出やすくなります。つまり、適度な傾斜を持ったソールのほうがスムーズに歩けます。たとえば、かかとに3～4センチの厚さがあり、爪先にいくに従って薄くなるソールです。

楔（くさび）のような形をしているので「ウエッジ（wedge）」と呼ばれるタイプです。完全なフラットソールよりも、この程度の厚みのウエッジ型ソールのほうが、足を前に進めやすいので、シニアに向いていると言えます。

これらのほか、かかとがしっかりしていて、履き口が深く、ストラップや紐で足をしっかりホールドしてくれることも重要です。

以上は、シニアだけでなく、歩くためのウエアとしての靴の条件でもあります。お若い方の靴選びにも活かせます。

16

靴ベラを使いましょう

ペドーシストの知識と技術を習得するためにニューヨークで過ごした日々は、歴史が始まったときから靴を履いてきた人たちだからこその靴文化に触れる機会でもありました。そもそもペドーシスト、そしてそれにつながる足と靴に関わる医療が、日本にはない文化です。

この項からは、雑学的なことも含めた事柄をお伝えします。実践していただくと、あなたの靴におけるクオリティ・オブ・ライフを高めてくれることでしょう。

最初にお伝えするのは、靴ベラです。

英語では、「シューホーン（shoehorn）」。ホーンとは、角のこと。動物の角を削ってつくられたことに由来します。現在は、金属、革、木、さまざまな素材が用いられ、水牛角製は高級品です。

ご自宅の玄関には、靴べラをご用意されていると思います。靴店には常備され、試着の際に差し出されますが、長めのサイズが多く、使い勝手が悪いようです。私がおすすめする靴べラは、携帯もできる小さなものです。手のひらに収まるくらいの大きさの靴べラは、足のかかとの後部中央を捉えることができるので、足をスムーズに靴に滑り込ませることができます。

日本では、靴べラを使わないのがまだまだ一般的。靴のかかとの両サイドを手で無理矢理に開いたり、指を靴べラ代わりにして履いていらっしゃる方が多いようにお見受けいたします。この履き方では、大事な靴のかかとを傷めかねません。携帯用靴べラをご持参なさっている方は、まだまだわずかだと思います。この機会に、靴ベラの効能を体験し、ご自身がいちばん使いやすい靴ベラを探究なさってはいかがでしょうか。

フィッティングは靴下を履いて

素足にローファー。こんな俳優さんがいらっしゃいます。伊達男の代表のように流布されているようでございます。

しかし靴の履き心地、快適性の観点から申せば、素足で靴を履くことは、決しておすすめできません。靴と肌が直接、接するので、皮膚に対する摩擦を高めます。

また足は本来、汗かきです。乾燥を防ぐために、足裏には汗腺が集中しており、1日にコップ1杯もの汗をかきます。靴を履いていないなら、汗は自然に蒸発し、足は常に適度に潤っています。

しかし靴を履いた状態では、自然の蒸発が妨げられ、靴の中に籠もります。籠もった水分が、足の滑りを妨げると同時に、皮膚がふやけ、靴擦れを起こしやすくします。

このような状態から足を守ってくれるのが、靴下です。特にシニアは、汗腺の働きが低下し、発汗量が減ります。シニアにとって靴下は、足を乾燥から守るという点でも効果があります。

そして靴下は、フィッティングにおいては考慮が必要です。靴下の厚さは、ときにはフィットする靴が1サイズ違うほど影響を及ぼします。

結婚式の披露宴用ハイヒールの購入に、ジーンズにスニーカーの普段着で出掛け、履いていた靴下でハイヒールの試着をしたとします。ハイヒール・パンプスは細めにつくられているので、2サイズも大きなものを購入してしまうことも容易に想像できます。

男性の方は、ビジネスのためのドレスシューズと普段に履くスニーカーでは、靴下が異なります。ドレスシューズは薄いタイプ、スニーカーは厚めのスポーツソックス。万が一、ドレスシューズ用靴下でスニーカーのフィッティングをしたら、適正より小さめを購入することになってしまうことでしょう。

このようなことが起きないよう、靴をご購入の際には、どんな靴を購入したいかによって、その靴にマッチする靴下を持参し、フィッティングなさることをお勧めします。

18 「第二の心臓」活性化アイデア

第二の心臓としての足の機能を促進するには、指を使って正しく歩くことです。指の動きが筋肉を刺激し、筋肉ポンプの動きを促進します。

しかしすぐにでも血行不良を原因とする冷えやむくみを解消したい。そのような方へのご提案でございます。

●カンタン！　手製足枕で、むくみ解消

幅60センチ・長さ120センチ程度、ごく普通のバスタオルをご用意ください。
これをくるくると丸めると、直径15センチ程度の足枕が完成します。

この足枕に足を乗せて、お休みください。
寝相が悪く、足枕を蹴飛ばしてしまっても、寝ながら探し、再び足を置けば大丈夫です。足が頭より高くなるため、血行が促され、足が冷えてなかなか眠りにつけないという悩みにも効果を発揮。朝には、むくみが解消。目覚めも爽やかになります。

また、入浴時の「足指マッサージ」も、血行促進に効果があります。

●入浴時の足指マッサージで血行促進！

①浴槽の中で、足指を１本ずつ、くるくる回す
②足指の間に手の５本の指を入れ、爪先をぐっとつかみ、反対の手で足首をつかんで、爪先を内に10回、外に10回と回す

普段、靴の中で縮こまっている指を開くだけでも刺激となり、血行を促します。

注意していただきたいのは、お風呂から上がった後、洗う以上に入念に指の間の水滴を拭き取ることです。残った水分が水虫などの原因になったりしますし、冷え、むくみの観点から申しますと、新たな冷えを誘うことになりかねません。

指で思い出しましたのが、知り合いの奥さまからの「主人の足が臭い」というご相談。同じ不満・悩みをお持ちの方がいらっしゃるでしょう。

次に紹介する「足の指間洗い」のステップをぜひ、お試しください。

バスタイムに、洗い場で椅子に座った状態で行ってください。

●足の臭いにサヨナラ！　足の指間洗い

①バスソープを泡立て、指間1つひとつにつける
②親指と第2指（人差し指）の間から洗い始める。
③1つの指間に2秒ほどかけ、指またの奥までしっかり洗う

④同じ要領で、次の指間へ進む
⑤シャワーで泡を流す。このとき、指間の奥まで丁寧に流すのがポイント
⑥もう片方の足も、同様の手順で洗う
⑦お風呂場から出たら、乾いたタオルで水分を拭き取る

繰り返しになりますが、⑦が正念場！　水分を残さないことが臭い防止の最大の秘訣。一本一本ずつ、指間は特に丁寧に！　水分は残っていないか、十二分にチェックしてください。

初回は奥さまがやって差し上げるのがきっと効果的。夫婦円満にもつながりましょう。

ぜひ、お試しください。

19

メンテナンスの心得

日本には「靴は履きつぶす」というお考えをお持ちの方がまだまだいらっしゃるようです。

欧米の方々のメンテナンスに対する考え方は、まったく違います。靴文化の国ゆえと言われればそれまでですが、メンテナンスして何年も履き続け、常にぴかぴか。新品のようです。

そして、各自がメンテナンスに関する独自のノウハウをお持ちです。

私の師であるニューヨークのシュワルツ氏に教えられ、驚かされたことがあります。

突然の雨に頭からずぶ濡れ状態。履いていたのは、お気に入りのパンプス。ティッシュペーパーを詰め込み、とにかく水分を取らねばと焦っていると、何をしているのかと聞かれました。

そして教えてくださったのは、濡れた靴のメンテナンス法でした。


使用するのは、クッキング用ペーパータオル。まず甲部の水分を撫でるように拭き取る。その後がまったく違いました。ソールを上にして風通しのよい場所に置き、そのまま2日間。完全に乾いたら、皮革用栄養クリームを薄く塗り、栄養分と水分補給。底が革なら、底にも栄養クリームを塗る。これでメンテナンス完了。翌日からでも履いてＯＫ！

考えてみると、雨降りの歩行で最も濡れるのは、地面に接している底。その底から乾かすのは、理に適っています。

日本では、メンテナンスというと一般的にはかかとの修理でしょう。デパート、また最近では街中にも修理ショップが増えています。

しかし、男女を問わずすり減ったかかとで歩き続けている方をまだまだお見かけします。かかとの減り方に足や歩行の状態が現れることはお話ししましたが、健康な足で正常な歩行ができていても、減りすぎたかかとは、歩行のバランスを乱し、腰痛を引き起こすこともあります。

週末に腰痛でお悩みのご主人の腰をマッサージなさるのが習慣の奥さま、その愛の手でご主人の靴をひっくり返し、かかとの減り方をチェックなさってください。腰痛の原因は、減り過ぎたかかとにあるのかもしれません。

日本に靴が伝わった明治維新から既に150年余り、一般庶民が広く履くようになった第二次世界大戦終結から早70年を越した今、足と靴を知り、そしてメンテナンス法も身に付け、日本の靴文化は欧米に負けていないと、胸を張って言えるようになってもよい頃です。

第３章
人生の歩き方

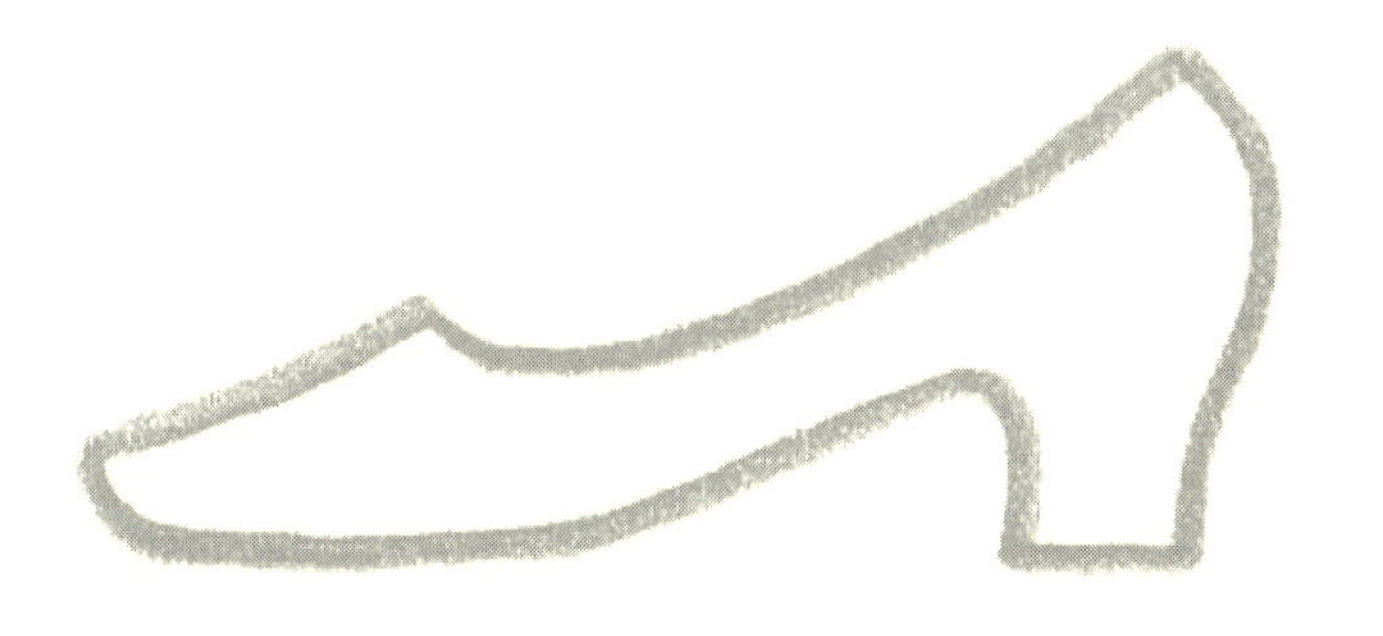

20 「ねばならない」から解放されたその日からピュアで新しい人生が始まる

ぐっすりと眠って目覚めた朝。ベッドの中で背伸びをして、「あー、今日も気持ちのいい朝が来た」と起き上がるときのすがすがしさ！

「さて、今日はどんなことができるかな」

真っ白なキャンバスに絵を描く、その色選びから始められるような、それはそれは新鮮な１日のスタート。

何もないという贅沢。人生がくれた最高のご褒美を、私は今、味わっています。

四半世紀もの長い間、経営していたフットケアのセンターを閉めて、何者でもない自分に立ち戻り、新たな気持ちで暮らし始めて1年半が過ぎました。「これをしなければならない。あれもしなければならない」と〝ねばならない〟に追われていた日々を卒業し、私は来年、75歳。ついに「後期高齢者」と呼ばれる年代に突入します。


生き長らえた命のありがたみに感謝して、これからの毎日をどう生きるか。

私の思いはただ一つ、ピュアに〝自分のために〟生きたいと思います。

〝誰かのために〟生きる日々は、すでに十分に経験してきました。逆に言えば、75歳を過ぎれば、誰かのためにしてあげられる力はもう残っていないのです。

〝人に与えられない自分〟になったのだと、自覚することが大事。

ただし、悲観することはありません。

75歳を過ぎてなお、自分の足で、好きなように歩ける。それだけで素晴らしいではありませんか。

人間は生まれてすぐは自力で歩けません。

親や周りの大人の愛情を一身に浴びて、自分の足で立ち、一歩、二歩と歩けるようになり、世界を広げていきます。

社会に出て、経済的に自立するようになると、いよいよ自分の足で歩いているような誇らしい気持ちになります。

でも本当は、たくさんの人の力を借りてやっと浮力で歩いています。私も二十代から四十代の初めまでは、ふわふわと浮き足立って、前というより上ばかり見て歩いておりました。きっと多くの若い人たちも同じだと思いますが、これは恥ずかしいことではありません。そのときはそのときなりに、一生懸命生きているのですから。

それからようやく周りを見渡して、少しずつ恩返しをできるようになったのが、五十代から六十代にかけて。

そして、周りに期待されていた役割を少しずつ手放していった七十代、ようやく、自分の足元を見られるようになりました。

改めて足元を見て、ハッとしました。

私は、今、自分の足で歩いている。自分の足で歩いているのだ、私は。

当たり前過ぎて、本当の意味で意識を向けられていなかったことに、やっと目を向けられたのです。

敬愛する相田みつをさんの詩にある一節、「いま ここ じぶん」という言葉がストンと腑に落ちました。

誰かのために何もできなくなった自分を、もう価値がなくなったと考えるか。

自分のために生きられる人生の始まりだと思えるか。

どちらを選ぶのが、豊かな日々を呼び込むか。賢いみなさんは、もうおわかりでしょう。

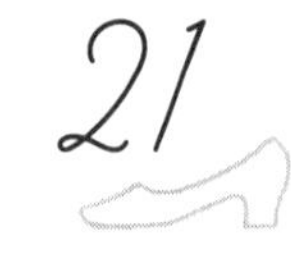

21 よき思い出も後悔も、過去のすべてがおいしいジュースをつくる果実です

あのときこうすればよかったのに。あのときもこんな失敗をしてしまった。

過去の失敗や後悔を挙げればキリがありません。消しゴムで消せるものなら消してしまいたい過去のあれやこれや。

私もバブル時代には投資で大きな失敗をしたり、人生のパートナーと別れたりと、いろんなことがありました。

また、それらを上回るほどの素晴らしい出会いや、感動に満ちた体験もたっぷりと味わってきました。

いいことも悪いことも含めて、過去を振り返るときに、「あの頃に戻りたい」という感情は一つも湧きません。これから先をどうするか、にしか関心がないのです。

過去に体験したことはすでに私の体の中に、植物の種のようにしっかりと根付き、芽吹いてそれぞれの花を咲かせ、バラエティ豊かな果実を実らせてくれている。

酸っぱい果実、甘い果実、固い果実、柔らかい果実。それらをみんなブレンドして、でき上がるミックスジュースの味やいかに？

過去の経験はすべて今のあなた自身。その材料をすべて使って、とびきりおいしいジュースをつくるには？　そのブレンドの技こそ、腕の見せどころです。

22

「これだけ尽くしてあげたのに」はサヨナラ「これだけできた！」と自分を表彰してあげましょう

同年代の奥さま方からよくよく聞かれる愚痴はやっぱりこれ。

「今までこれだけ尽くしてきたのに」という不満です。

働き詰めの夫を支えて家事や育児を一心に請け負って、やっと定年退職したかと思ったら、家でゴロゴロ、旅行へも連れていってくれないの。

子どもたちを一生懸命育てて、大学も出したのに、結婚したら、家に寄り付かなくなったのよ。

私の人生、なんだったの。

そう嘆いて肩を落とす相手に、私はあえて共感とは少し違う言葉をかけます。

「あなたが一生懸命がんばったことはよく分かる。でもね、それは誰かに要求されたという理由だけでやったことなの？　自分がしたくてしたのではないの？　だったら、今日からすぐにでも『これだけしてあげたのに』と言うのをやめて、『私はこれだけのことができてよかった』と自分を賞賛しなさい」


夫が無事に勤め上げ、子どもも立派に成長した。ここまでようやったわ、私！　そう言って、自分で自分を表彰台に乗っけてあげてほしいと思います。

考え方の転換一つで、気分は晴れ晴れ。天と地ほどの差が生まれます。

これは単に上っ面のごまかしでもなんでもありません。人に何かをしてあげるときの動機は、突き詰めれば「自分自身の喜びのため」しかないと、私は心から思うのです。

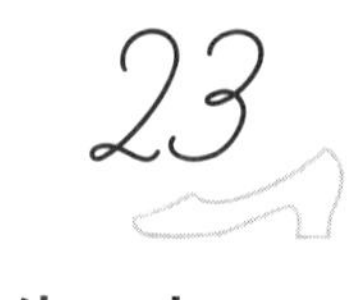

人生はコブがあるほど楽しい 失敗を振り返れる今は幸せ

私の人生を振り返ると、デコボコのコブだらけ。思い立ったら猪突猛進なタイプなので、あっちへ行ってはつまずき、こっちへ行っては転び、という失敗をたくさん繰り返してきました。

そのときはそれはそれは落ち込みましたが、「拾う神あり」とは本当で、いつも誰かが救いの手を差し伸べてくれて、少しずつ自分を立て直し、今の私があります。

ぐーんと落ち込んだ後に、バネのように跳ね上がる。そのバネの力がいつのまにか私の中に育っていきました。

ビジネスのパフォーマンスは、コミュニケーションで決まる。

（組織のパフォーマンスを最大化する
ビジネスコミュニケーションの王道）

COACHING

コーチング

世の中を見渡すと、失敗することなくピカピカのレールの上を走り続けられる人も稀にいるようです。

しかし、失敗のない人生とは本当に豊かなものか。

私が今しみじみと感じるのは、過去の失敗を「失敗」として振り返られる幸せです。

失敗の後に浮上することができなければ、もしかしたら私の人生は終わっていたかもしれない。

成功か失敗かは関係なく、そのときの体験を振り返られるということは〝今〟があるということ。それだけで万々歳でございます。

コブの数だけ、喜ぶ。するとすべての出会いに感謝の気持ちが生まれます。

24

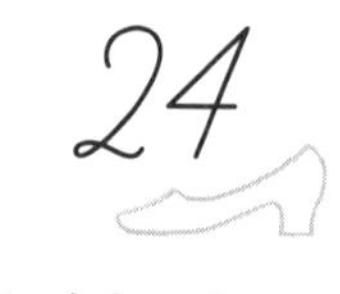

人生にマニュアルなし　魅力ある人との出会いこそ最高の教科書

人生の指針としているような本や教えはございません。自分の身に起きた経験や人との出会いによって、たくさんの学びを得て、人として成長させていただいた。そんな気がしております。

もう40年ほど前になりますが、私に足と靴の知識を授けてくださった恩師、ロバート・シュワルツ氏は、ニューヨークで専門学校を設立したこの道の第一人者。そして素晴らしい人格者でした。

英語とドイツ語で書かれたテキストを理解するのも困難で、何度もくじけそうになりながらも努力していた私を、先生は見捨てませんでした。「君には足を学ぼうとする熱意がある。言葉が聞き取れなくても、ノートとペンで書き取っていけば大丈夫」と私を励まし、通訳のサポートをしてくださる女性も付けてくださいました。その思いやりの深さに私は救われ、「私もこういう人間でありたい」と人生の指針を得られました。

「ついていけないのなら、去りなさい」という一言で、面倒をかける私を追い出せたかもしれないのに、思いやりの言葉で励ましてくださったこと、今でも感謝は尽きません。

人生を切り開くのは、人の心一つである。

うまくいっているときほど、おごらずに。誰かの助けがあって今があることを忘れてはならない。

これは常に胸に留めていることです。

25

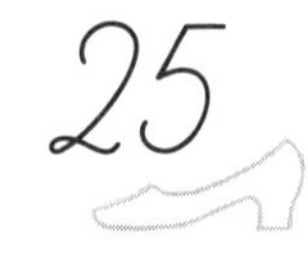

子育てで唯一親ができること それは、目と目を合わせて笑顔を向けること

フットケアのセンターには、子育て中のお母さんたちも多くいらっしゃっていました。

活発に動く可愛い可愛い小さい天使たち。ここ20年ほどで働く女性もぐんと増えました。子育てにかけられる時間が限られ、家の中で外で、しつけに迷うこともあるのだと、悩みを聞いたこともありました。

しつけというと、何やら親が子へ教えるようなニュアンスですが、私は〝上から目線〟で伝えても、何も子どもの心には響かないと思います。

子どもにとっては、何事も初めての体験。親が手を出し口を出すのは簡単ですが、子どもが自分の頭で考えたり感じ取ったりしてこそ、物事のよし悪しを学んでいくものでしょう。

例えば、子どもがこっそり、決められた時間以上にゲームをしているのに気づいたとき。「ダメでしょ！」とすぐに叱りたくなるかもしれませんが、じっと見ているだけで十分。

なぜなら、子どもは本心では、悪いことをしていると分かっています。内心、ドキドキしているものだから、すぐに母の目線に気づいて、パッと顔を上げ、目が合うでしょう。

そのときに返す表情は、ニッコリ笑顔。ただただ、わが子を可愛いと感じる気持ちだけで、目と目を合わせて、笑顔を返してみてください。

それだけで子どもはすべてを感じ取ってくれます。

わが子を信じる、なんて難しいことを目指す必要はありません。ただ、「あなたは私の子どもなのだ」と目と目で伝えるだけで、子どもは育っていくものだと思います。

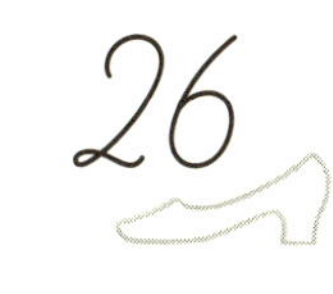

へぇ〜！と目をまん丸にする素直な好奇心が、いちばんのビタミン剤

足をケアしにいらっしゃったみなさんと、楽しい会話を交わす時間は、私のいちばんの楽しみでした。

「あ〜、気持ちがよかった！　足も心も。先生って本当に聞き上手ですね」

そんなふうに言ってくださる方もいて、私のほうこそ天にも昇る気持ちです。

聞き上手であるかはさておき、あるとき、言われて気づきました。

私は人の話を聞くときにしょっちゅう、目を丸くして「それは本当か！」「まぁ〜、そうなの」「へぇ〜、知らんかった！」と、オーバーリアクションで聞き入っているようです。

でもこれは本当に大げさにやっているのでなく、心から面白がって反応しているだけ。

私にとっては、ごくごく当たり前の日常も、人からすると珍しいとのこと。

「先生はグッドリアクションの女王ですね」なんてお褒めの言葉をいただいて、驚きました。


なるほど、たしかに、ある程度の人生経験を積めば、なんでも知った気になってしまうものかもしれません。

自分というものができ上がってしまって、新鮮な考えに出会っても、心が揺れ動かない。そうしていつのまにか心が固くなっていく。

心の若さを保つビタミン剤は、好奇心！　自分とは違う考えに出会ったときに、「へぇ〜！」「そうなの！」と驚ける心の柔らかさを保っていたいものです。

無理に同意する必要なんてありません。〝違い〟を楽しめることが大事なのです。

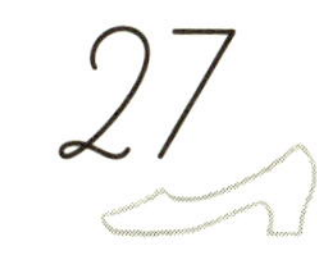

年齢に縛られず、いつでも新鮮な自分を心の若さのヒミツは自由奔放

「よしこさんはいつ会っても元気、お元気！　心が若いのですね」

最近、年下の友人に言われた褒め言葉。「んん？　『心が』若いとは、『外見は』どうなの？」という疑問は横に置いておくとして、この言葉を聞いたとき、私の頭の中に〝心の若さ〟というキーワードがパッと刻まれました。

日本はすっかり長寿の国になりました。とりわけ女性の平均寿命は長く、医療の発達で今後ますます長生きの時代となりましょう。60、70を過ぎて〝老後〟の心配をする時代がくるとは、私たちの祖父母の時代には考えられなかったことです。

長生きはめでたいこと。でも、個人にとっては「厳しい」時代でもあります。〝人生の後半を楽しみに過ごせるか〟がものをいう。心の持ち方、まさに〝心の若さ〟が問われています。

自由奔放と自分勝手、どう違う？

私にとって、〝心の若さ〟とは？

クルクルと考えてみた結果、はじき出された答えは一つ。ズバリ、「自由奔放であること」です。

周りの紳士淑女を見渡せば、「この歳になったんだから、あんなことを口に出すのはみっともない」「本当はこうしたいけれど、ちょっと控えておこう」と、なんとなく身を縮めて小さく小さく暮らしている方が多いように感じます。

ああ、もったいない！　年齢や常識にいつの間にか縛られて、ありのままの

「こうしたい」「あれがしたい」を引っ込めてしまうなんて。

体は当然、ガタがきます。歳を取ればどうしたって体にサビはつくのです。でも、そのガタやサビを補ってくれるのが、心の軽やかさであり柔らかさ。きっとそうだと私は信じます。

といっても、自由奔放と自分勝手は大違い。人生の苦楽が教えてくれた、最低限のルールがすっかり染み付いていることは大前提です。その上で、自由であろうとする心を持つこと。

行きたいお店があれば、すぐに出かける。

「あ、あの人に今すぐこれを伝えたいな」と思った瞬間に、電話をかけてみる。

着たい服を、着たいように着る。

そんな自由奔放な行動力こそが、〝心の若さ〟だと私は思うのです。


なんでもない、ささやかな日常の一コマです。でも、この一コマを支えるのは、ふと思い立ったときに、好きな人を好きな場所に誘える行動力。その行動力を維持してくれているのは誰？

それは、私たちを支える2本の足。「これがしたい、あれがしたい」という心のままに、私をどこまでも運んでくれるのは足にほかなりません。だから、大事に大事にいつまでも、足をいたわっていこうではありませんか。

周りはいろんなことを言いましょう。それでも、「いいの、いいの。全部、わかっているの。だけど私は、自分の好きなように奔放に生きて召されたいのよ」と、颯爽と出かけようではありませんか。グッドアイディアが湧いたら、すぐアクション！　これが今の私の生き方です。

寄り添う二つの背中に「ありがとう」

つい先日も、私は近くに住む姉に電話をかけました。

「姉さん、そろそろ兄さんが83歳の誕生日をお迎えでしょう。一緒にお祝いさせてほしいんだけど、いかが？」

一昨年までフットケアに関わるセンターの仕事で忙しく、滅多に食事も一緒にできなかった私が突然そんな提案をしてきたことに、姉も少々驚いたようでした。それでも「うれしいわ、ありがとう」と。義兄は最初遠慮していましたが、私が「いいの、いいの。兄さんが好きなビールをたくさん飲むところを、私は見たいの」と伝え、なじみのレストランでささやかな食事会を開いたのでした。懐かしい話に花が咲き、本当に楽しい、楽しい、家族のひととき。別れ際には、小さな約束を。

「兄さん、来年も必ずお祝いしようね。今日は大好きなビールを2杯飲んだでしょ。1年後も2杯は必ず飲まないとだめよ。約束してね」

横で姉は「余計なこと言って、また家で飲みすぎるやないの」と涙目で笑っていましたが。

80を過ぎて誕生日会なんて、きょうだいの家庭に入り込むなんて、定例でもないのに突然言い出すなんて……と、捉われていたら何もできません。

今の自分が心からしたいと思うことを、自由奔放にやってみる。それだけで毎日はキラキラと輝き出し、新鮮で愛おしいものへと変わるのです。

帰り道、姉夫婦と別れて見送る二つの背中。

これまで大股で歩いていた義兄のゆっくりとした歩き方にビックリ！　そして、姉はその横にぴったり寄り添い、歩いているのでした。

その光景に胸を打たれた私は、思わず「ありがとう。素敵な夫婦愛を見せてくれて、本当にありがとう」と頭を下げていました。なんとも幸せな気持ちになれた冬の日でした。

28
「知識タイプ」と「知恵タイプ」タッグを組んでナイスコンビネーション！

年を重ね、いろいろな人と出会い、交流を重ねていく中で、人間には2種類のタイプがあることに気づきました。

2種類とは、「知識タイプ」と「知恵タイプ」。

学校に通う10代の頃や社会に出て間もない頃には、誰もが目一杯〝知識〟を吸収する時期。その知識をフルに活かして生涯を過ごす人。この知識に、自分なりの感性やアイディアをプラスして、オリジナルの〝知恵〟を発揮する人。

知識タイプと知恵タイプ、どちらがよりよいということではなく、スタイルの違いです。私はどちらなのかといえば、１００％「知恵タイプ」です。

長年の修行期間を終えて、ついにペドーシストの認定証書を手にすることができた私に、師はこう言ったのです。

「ヨシコ、この認定証は君が努力して〝知識〟を授かった証拠だ。しかし、この知識が本当に活きるのは、君が現場で実技経験をたくさん積んでからだ。それこそが、知識と知恵のコンビネーション。この証書は飾りものではないのだと、心してほしい」

たしかにその通りでした。足の悩みを抱える患者さんにたくさん出会い、さまざまなつらさや苦しみに寄り添うほどに、私の学びは深まっていきました。

元来の性格も、パッとひらめいたアイデアをすぐに行動に移すタイプです。自分は頭でじっくり考えるよりも、感性のおもむくままに心で動く性質だという自覚あり。だから、タッグを組むのはあえて正反対のタイプ、熟考する「知識タイプ」の方が多かったように思います。お互いの強みを発揮して、コンビネーションは抜群です。さて、あなたはどっちのタイプ？

29

つらいときこそ、さりげなく〝思いの交換〟がただただ楽し

あの人が今、大変な思いをしているらしい。

そんな話をキャッチすると、居ても立ってもいられません。でも、自分の思いを押し付けてはかえって負担になるばかりです。

私に何ができるわけでもありませんが、「自分が今ここでがんばっていることをわかってくれている人がいる」と時々思えるだけで、少し心が安らぐのではないか。

これまで私自身が幾度となく、たくさんのやさしい方々に思いをかけていただいた経験があるから、ついついそうしてしまいます。

地元の神戸で暮らすいとこが病に倒れ、余命を宣告されて入院したらしい。そう聞いたときも、私は何かをしたい衝動にかられました。

できることは、生きる楽しみとなるような〝彩り〟を少しだけ贈ること。昔から懇意にしていた花屋さんに、「週に1回、病室に花を届けてくれないだろうか」と相談したのです。彼女は快く神戸の花屋さんを紹介してくれました(当時は病院への生花の持ち込みが、まだ禁止されていませんでした)。

当の本人も喜んでくれたようです。

「よしこちゃん、僕の病室に毎週立派な花が届くから、なんだか芸能人みたいな気分だよ」と笑ってくれました。

そんな素敵なお返しをいただけることが、私の大きな大きな喜びとなるのです。

与えると同時に、与えられる。

相手のために〝思いやり〟のある行動を、などと心がけたことはありません。私がそうしたいからする。

それで少しでも喜んでもらえたら、私が１００倍の元気をいただきます！

人にはそれぞれ、いいときもつらいときもあります。

風と遊ぶように軽やかにスキップできるときもあれば、足に鉛をくくり付けられたがごとく、思うように進めないときもあるでしょう。

そこに踏み込みすぎず、「がんばるあなたを見ていますよ！　ファイト！　ファイト！」とエールを送れるちょっとしたアクションの知恵。

見渡せば、私が親しくしている人たちには、そうやって何十年と付き合いを続けてきた相手がたくさん。なんと幸せなことでしょう。

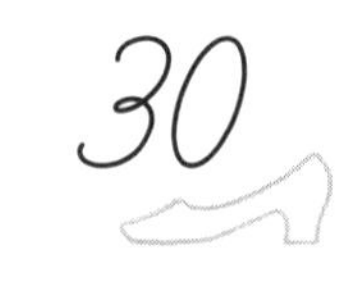

〝言い切り言葉〟で潔く、気持ちのいいコミュニケーションを

あなたはあなた、私は私。

相手に寄りかかり過ぎず、押しつけ過ぎず、ほどよい按配でお付き合いをしていくことは、人生を長く楽しむためにとても大切な心得だと思います。

では、どういうときに何を気をつけていたらいいのか。

何もたいそうなことは浮かびませんが、私が人付き合いをするときに気にかけていて、今ではすっかり染みついてしまったささやかなクセを一つ、お伝えしましょう。

それは、「会話の語尾に〝よ〟や〝ね〟を付けない」ということ。

「私はこう思うんです」
「私はこう思うんですよ」

「風邪が流行っています。気をつけてください」
「風邪が流行っています。気をつけてくださいね」

「今度、一緒に食事をいたしましょう」
「今度、一緒に食事をいたしましょうね」

いかがでしょう。まったく同じ意味のようでいて、伝わり方はちょっと違いませんか。

語尾に〝よ〟や〝ね〟を付けることは、ストレートな言葉をオブラートに包むような〝やさしさ〟の表現にもなりますが、同時にほんの少し、相手にこちらの感情を押し付けている印象になるように思います。

私が考えたことや私の世界で完結するべきにもかかわらず、その境界を曖昧にして、相手の世界に踏み込んでいるような。これでは相手の居心地はあまりよくないと感じます。

ですから、私はいつも〝言い切り言葉〟で潔く。

「私はこう思います」「気をつけてください」

これで十分。むしろ言い切るほうがずっとストレートに、私の思いとして伝わるはずです。

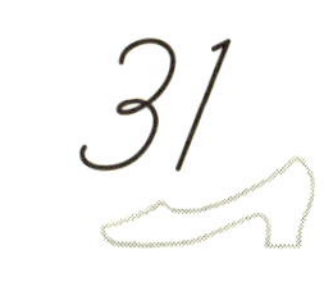

どんなときでもユーモアを！忘れられない待ち合わせの約束

人間誰しも、いつかはあの世へ召されます。

そのときを憂うばかりでは気分が塞いでしまいます。70だろうが80だろうが、いつ何時、急にお迎えが来るかは分かりません。心配し過ぎても仕方がないのです。

思い出すのは、数年前に亡くなったある友人と最後に交わした会話です。彼はユーモアの達人でした。

「よしこさん、僕はもう長くないと思います。あの世でまた元気にお会いしましよう」

「あの世でもまたこうやって話せたら楽しいですね。でも、ほんまにあの世で会えるのかしら」

「待ち合わせの目印を言っておきます。よしこさんも召されたら、来てください」

「それってどこなの」

「Aの3番」

「なんや。地下鉄の出口みたいやないの」

そう言って、ひとしきり笑ったものです。


怖れや寂しさを抱きがちなことこそ、ユーモアをプラスして。年を重ねたからこそそのウィット、存分に楽しもうではありませんか。

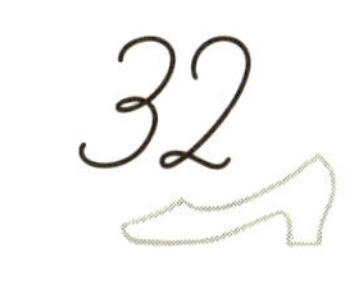

「七転び八起き」にも勝る転ぶより先に起き上がるしなやかさ

「七転び八起き」という言葉があります。

何度失敗しても屈せずに立ち上がる、強い精神のことを意味するそうです。

だるまに例えられることが多いので、その動きを思い出してみて、ふと気づいたことがあります。

だるまは「転ぶ」ことすらしない。転ぶ前に、すでに起き上がっているのです。

そうかと膝を打ちました。

失敗を失敗とも思わない、痛手を痛手とも思わない。真の心の強さとはこういうことかと、合点がいったのです。

私を30年以上前から知る方々からはこんなふうに言われます。

「先生は、『つらい』とか『悲しい』と弱音を吐いたことは、一度たりともありませんね」


忘れられない一言もあります。

「先生は何があっても復活する、まるで不死鳥のようです」

この言葉が、今にも折れそうな心の羽根を再び舞い上がらせてくれたのです。


さらに、あまりに大変な逆境の中にあると、目の前の壁を乗り越えることに必死で、弱音を口にする余裕すらないのでしょう。

その経験がいつの間にか、私の心に「だるま」のようなバネを育んでくれたのでしょう。転がる前にグイッと体を起き上がらせる、しなやかで強いバネ。ちょっとやそっとじゃ、へこたれません。若い頃の苦労が、今の朗らかな日常の糧となっているようです。

33

できないことは他人に託す
〝頼り上手〟でストレスフリー

シニアと呼ばれる年代になると、年々「できないこと」が増えていくもの。それを恥ずかしいことと思ったり、誰かに頼る行為を「迷惑になる」と避けたりする。そういった控えめな方は、案外いらっしゃるようです。

私はその点、頼り名人！

何も歳を取ったからということでなく、体が動くときから「苦手なことは得意な人に任せる」を徹底してまいりました。

餅は餅屋。そのほうがうまくいくに決まっているのです。それに、心の健康にはストレスフリーがいちばん！

つい先日も「本当によしこ先生は、頼り上手ですね！」と褒められる（？）出来事がありました。

とある企業とソックスを共同開発する仕事が進んでいる最中、「あれこれ図案を提案するよりも、サンプルで実物をつくったほうが話が早そうだ」と考えた私。といっても、縫い物はまったく得意じゃありません。どうしたことか、と思った2秒後にピン！ときました。

そのプロジェクトでご一緒している長年の友人を振り返って尋ねました。

「トモコさん、たしかあなた、お母さんのためにミシンを買ったと言っていなかった？　ちょっと縫ってもらうの、頼めるかな」

友人は「断れるわけないじゃないですか。いいですよ。簡単な作業ですから」と笑っていました。「あ～、よかった！　ありがとう、ありがとう」。私の心配は一瞬でなくなり、心晴れ晴れとなりました。

みなさんのお力で、私は百万馬力にも千万馬力にも！「へぇ～、すごい」「ほぉ〜、そんなことまでできるのか」と驚く私を、みなさんは笑って助けてくださいます。

頼り上手になると、とてもいいことが一つあります。それは、いろんな人とコラボレーションが生まれるのです。

足をいたわるインソールの開発や、血流をよくするソックスの共同開発に関われたことは、私の人生の中でキラリと光るハイライトとなりました。「どう？こんなん、できるかな」と誰かに相談することが大好きな私の性分がなせる技です。

「誰かにお願いするなんてみっともない」なんて遠慮していては、もったいないと思います。

34

好きな食べ物を、心が喜ぶタイミングでいただきます

健康の源は食。私も食べるのが大好きです。

日頃、いろんな方から「ババ先生はいったい何を食べているんですか？」と、まるで超人を見るように不思議そうな顔で聞かれますから、この場を借りてご説明差し上げましょう。

結論から申し上げて、ストイックな食事制限は一切していません。

心が求めるままに、そのときに食べたいものを食べる。これがいちばんと考えます。胃袋ではなく心が求めるもの、というのがポイントです。

朝はいつも果汁100％ジュースと、ヨーグルト、バナナ、カフェ・オレという軽めの献立が定番です。

お昼はいい加減です。ゴルフの打ちっ放しに行った帰りにパッと目に付いたお店に入って蕎麦や焼きサンドなど。特に迷わず、パッと食べられるものをいただきます。

大事なのは夜です。

夜にいただく食事は1日を締めくくり、「今日もいい日だったな」と振り返るお供になります。そのときの気分に合う、食べたいものを素直にいただくことが大切。

高齢になると「3食の献立は家族任せ」という方も多いかもしれませんが、あえて時々、そのときの自分の気分に任せて食べるフリータイムをつくっておくのはいかがでしょう。

私の昨晩の食事は、たとえばこのような感じでした。

病院でフットケアの仕事を終え、夕日を浴びて揺られる電車の中で感じる、適度な肉体の疲れと、「あんなこと、こんなこと、かけがえのない時間を経験させていただいたなぁ」という心の充実。

なんとなく、まっすぐ家に帰るのでは今日1日を消化しきれないと感じた私は、隣駅で降りてホテルのバーに入りました。

大好きなドライマティーニを頼んで、一人で乾杯。それからバーテンダーさんに「すみません。おいしいお肉を少しだけいただきたいのだけれど」とお願いしました。

出てきたのは、薄いトーストに焼いたヒレ肉を載せたもの。「サンビッツ」という私の大好物です。まさに1日がんばったご褒美。ああ、至福のひととき。

心の満足中心の食生活が、私にとってはベストです。

35
気分は女子高生？　なんでもない会話を交わせる友人は宝

長年の友人、トモコさんは私より８歳ほど年若ですが、とても仕事熱心で尊敬できる人。今も精力的にリサーチのためミラノやロンドンへと視察旅行に出かけています。

つい先日も「２週間ほどミラノへ行ってきます」と旅立ったトモコさんを追いかけるように、私は東京からメールを打ちました。トモコさんからもすぐに返事がきました。

何も急用ではございません。仕事の用事でもございません。

私たちが交わしていたメールの中身はなんてことない、〝今日食べたもの〟の話題です。

「トモコさん、ミラノはいかがですか。私は今日、慶友病院にフットケアのお仕事に伺いました。ランチがとてもおいしいので楽しみです。今日の献立は、若鶏の照り焼き、ふろふき大根、なめこと豆腐のお味噌汁にご飯。デザートはゼリーでした」

「まぁ、うらやましい。私はイタ飯ばかりでワインばかりがぶがぶ飲んでおります」

「トモコさん、たしか今日からパリでお嬢さんと合流するとおっしゃっていませんでしたか。おすすめがございます。オニオングラタンスープと本場のフランスパン、ぜひ召し上がれ。この間、病院のランチでオニオングラタンスープが出て最高だったのよ」

「グッドアイデアをいただきました。早速そうしたいと思います」


いい歳をして、わざわざ何をメールしているのと、笑いたくなるでしょう?

いやいや、これがいいのです。70歳を過ぎたからこそ、なんでもない会話ができる友人がいることが、なんとありがたく楽しいことか。

〝忙しい〟を言い訳にしない

私は毎月初めの１日に、長年おつきあいをさせていただいている、ある友人にメールを送ることを習慣にしています。

名実ともにご活躍なお人です。しかし、そのご返信の早いこと！　しかも１行から2行の短文で、要所を端的に捉えたスマートなメールなのです。その中に光るユーモアとお気遣い。

この方とのやりとりのたびに、若かりし頃にビジネスパートナーだった方に指摘されたことを思い出します。それは、〝「忙しい」という言い訳は、自分が無能であると認めた証拠〟だと。今なお教訓としています。

お忙しいにもかかわらず、短文メールを毎月すぐに返してくださるその姿勢。

「お手本として、私も見習わなくては」とうなずくこと多かりきです。

愚痴や不満を言い合って額にシワを寄せる時間は、私の24時間にはありません。高校生のように気軽に「今日、何食べた?」と交わせる相手がいるかいないかで、人生後半をどれだけ明るく過ごせるかは変わるでしょう。

36 先々は考えても仕方ない〝今日、今この瞬間〟を楽しく！

同年代のみなさんとお話ししていて感じるのは、「老後」を心配する高齢者がなんと多いことか、ということです。

年金生活になったらなったで、「八十代、九十代になってからの先々が気になって仕方がない」という声多数です。

せっかく今日、生きているのに、もったいない！

私はそう思います。

これは若い人にも言えることかもしれません。二十代は三十代・四十代になってからのことが気になり、四十代になれば五十代・六十代になってからのことが不安になる。

先行きが見えない時代、用心深さがそうさせるのだと思いますが、「たられば」を考え出すとキリがありません。

私は先々を案じることはしません。今日この日をフルに味わう！　今日が終われば明日がきて、また明後日がくる。この繰り返しでしかない。

今日が最後の日かもしれないと思えば、1杯のコーヒーでさえ、一口一口おいしくいただけます。何も予定がなくても、ただその時間を過ごせることが愛おしく感じられるようになるのです。

「今日を生きる」という言葉を、同年代のみなさんと分かち合いたいと強く思います。

37 丁寧な足指のお手入れに見える真心のある看護

今、私は週2回のスケジュールで青梅慶友病院に通っております。

私が診察を受けに行っているわけではございません。入院中のご高齢の方々を対象とするフットケアをさせていただいているのです。

一人歩きができる方、車椅子を支えに介助の方に見守られての歩行の方、ベッドに横になったままお見えの患者さん。臨時開設されたケアブースにいらっしゃる方の症状はそれぞれに異なります。

街中の一般的なフットケアとは異なり、歩行時間が極端に少なくなったご高齢の方々の症状の大半は、爪の肥厚・巻き爪。当初はただただ驚きました。

ご自分の足元をのぞきながら、患者さんは「いったいいつからこんな爪になってしまったのかしら」とおっしゃいます。「後でピカピカになった爪をお楽しみに！」と言いながら、ケアに入ります。

「ご苦労さんやったねぇ。今は寝たきりでいらっしゃるけれど、この小さな足で、これまでずっと支えてきたんやな。本当にえらかったねぇ」と心を込めて足を触らせていただきます。

そして約30分のケアを終えた後、まずビックリなさるのは付き添いのご家族、そして次にご本人です。爪がサッパリと整って見た目がきれいになるのはもちろんのこと。さらには、爪の肥厚や巻き爪によって圧迫されていた足指の毛細血管の血流が改善され、全身の血流にも多分に影響していきます。

きっと足から体が楽になっていくでしょう、と私もうれしく、満面の笑みでお見送りをいたします。

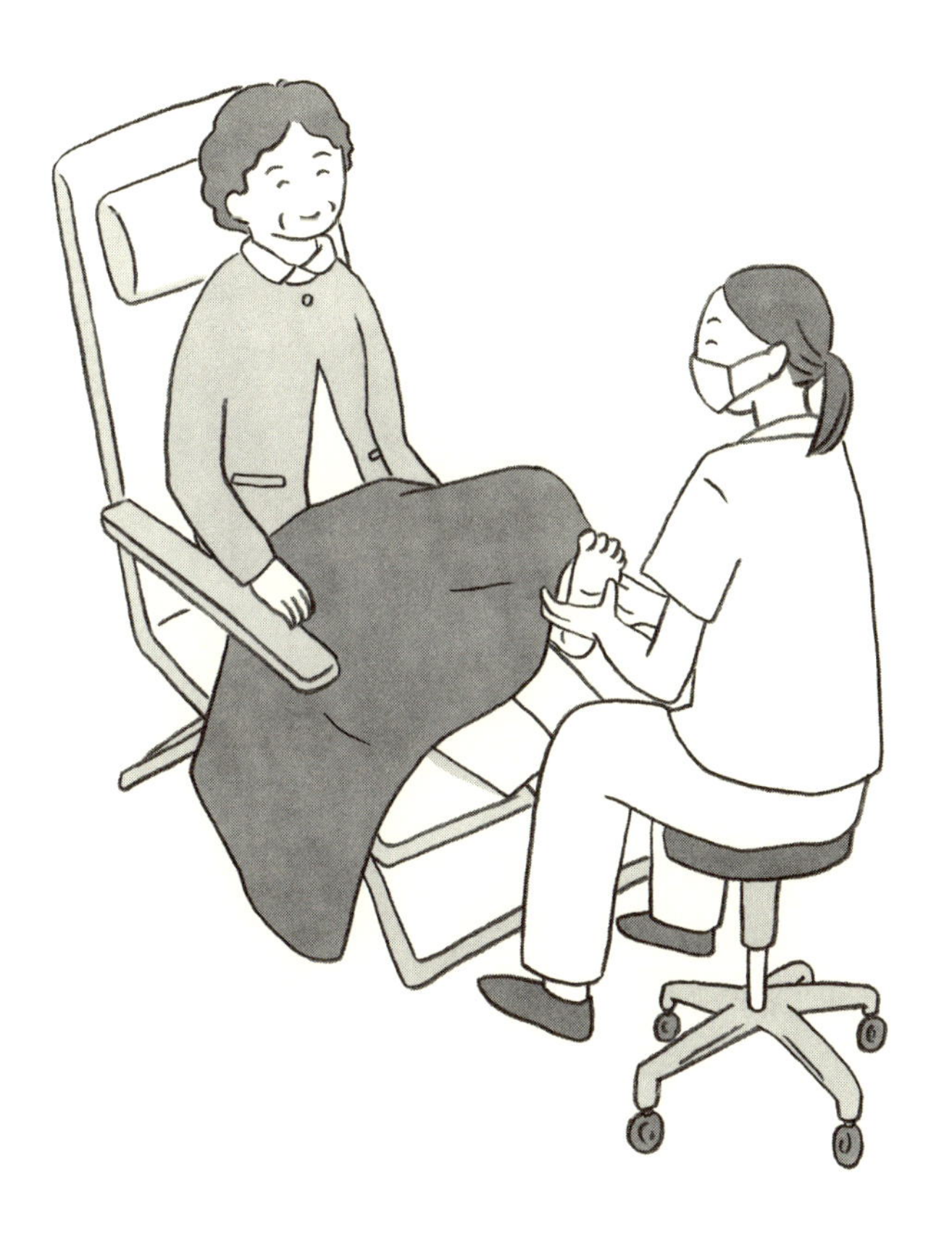

さて、ケアを始めた初日に、気づいたことがあります。

患者のみなさんの指の間のそれはそれはきれいなこと！

これまでケアをした方々の中には、指間に老廃物が溜まり、臭いに思わず顔を背けることがありました。これは年齢や性別を問わず、あることでした。

しかし、慶友病院の患者さんのケアでは、細かい施術のために顔を近づけても、なんら不快な思いはしたことがありません。

その理由は普段お世話をなさっている看護師の方々の心あるケアなのだと、すぐに感じ取りました。前述しました肥厚・巻き爪など特殊な症状のケアは専門分野の技術が必要となりますが、それ以外のお手入れはパーフェクト。

常日頃、看護師さんが爪をカットなさる折りに、指と指の間を隈なくきれいにクリーニングなさっておられることが聞かずとも分かりました。


フットケアに携わってから片時も忘れたことがない教訓。それは数十年前にニューヨークの足専門学校の門戸を叩き、修行していた時代、校長であるロバート・シュワルツ氏から授かった金言です。

「足に触れる、看る前に患者さんの心を開きなさい」

足を他人に見せるのは、誰もが気が進まないことです。まして体が少しでも不自由な方の場合は、足はガチガチの状態です。なかなか心のロックは解けません。フットケアに入る前に緊張されている様子の患者さんにやさしく声をかけ、リラックスした雰囲気をつくってくださるのも担当の看護師さんです。その方の性格や趣味嗜好を熟知し、頑なに閉じた心の扉を開く鍵をいくつも持っておられます。

おかげさまで、ケアが終わる頃には、私は患者さんと握手ができるほどに打ち解けられるのです。

車椅子に乗られてもなお、手を振っておられる患者さん。その横に笑顔で付き添う看護師さん。素晴らしい心の看護に触れ、私はまた学ばせていただきました。足の指の間まで丁寧に拭き取る真心の先に、心を開くケアあり。さもありなんと、頷けます。

入院中のご家族の面会見送る背中に手を合わせた姿、その後に…

心を開くケアといえば、忘れられない光景がございます。

私が慶友病院で施術を担当するケアブースは、リハビリテーション室の一角にセットされております。

面会に見えるご家族の方々は病室もしくは談話室をご利用になりますが、時折リハビリテーション室にお見えの方もおいでです。

その日も、入院なさっておられる85歳前後のお婆さまの元に、息子さんご夫婦が面会にいらっしゃっていました。うれしそうなお婆さまの笑顔、何度もお母上の肩に手をやる息子さん、傍でお嫁さんがず〜っと手をさすっておられます。ただうなずくだけのお婆さまですが、ずっと面会を待たれておられたのでしょう。

あっという間に楽しいひとときも過ぎ、息子さんご夫婦は何度も手を振りながら、ご帰宅のためにリハビリテーション室を出られました。

その後のお婆さまのお姿に、心が奪われました。なんと出口に向かって、手を合わせておられます。

息子さん夫婦への感謝なのでしょうか。息子夫婦への幸せを願う思いでしょうか。

たしかに垣間見た親子の絆。今でも目に焼き付いております。


何分くらい経過したでしょう。

お婆さまは車椅子に乗ったまま、あらぬ方向に目を向けてじっとなさっていました。楽しい余韻に浸りながら、別れの寂しさを噛みしめていらっしゃるのではないかと、私も思いを巡らせておりました。

そこにす〜っと来られたのは、馴染みのデイケアスタッフの方でした。手には、手芸の素材セット。ご入院中のお婆さまのご趣味は手芸で、もう間もなく完成に近づいた作品をお持ちになったのです。お婆さまとスタッフの方との楽しそうな会話が始まりました。

その後、ついつい気になって、お婆さまの様子を見ておりましたら、一生懸命手芸をなさっておられる横顔に穏やかな笑み、手を動かしながら蘇るよき思い出が醸し出す最高なひとときかもしれません。

振り返ると、手芸セットを渡したスタッフの方が、少し距離を置いてじ〜っと見守っておられました。

歌の力に改めて感動

リハビリテーションの様子を垣間見ながら、その素晴らしい効果に気づかせていただく機会も幾度となくありました。

特に感心したのが「音楽」の力です。週に何度か、ピアノの弾き語りの時間は、とりわけたくさんの方々が集まります。みなさん、とても楽しみにされているのです。

部屋に鳴り響く軽やかなピアノの音色。リズムに合わせて声を上げて大合唱。「富士は日本一の山！」と声高らかに歌うのは、普段は一言も発せられないご高齢の人たち。

歌には、人を元気にする力があるのだと改めて気づかされました。

人間が回復する力、そしてそこに寄り添うプロフェッショナルの尽力にはいつも感動させられます。

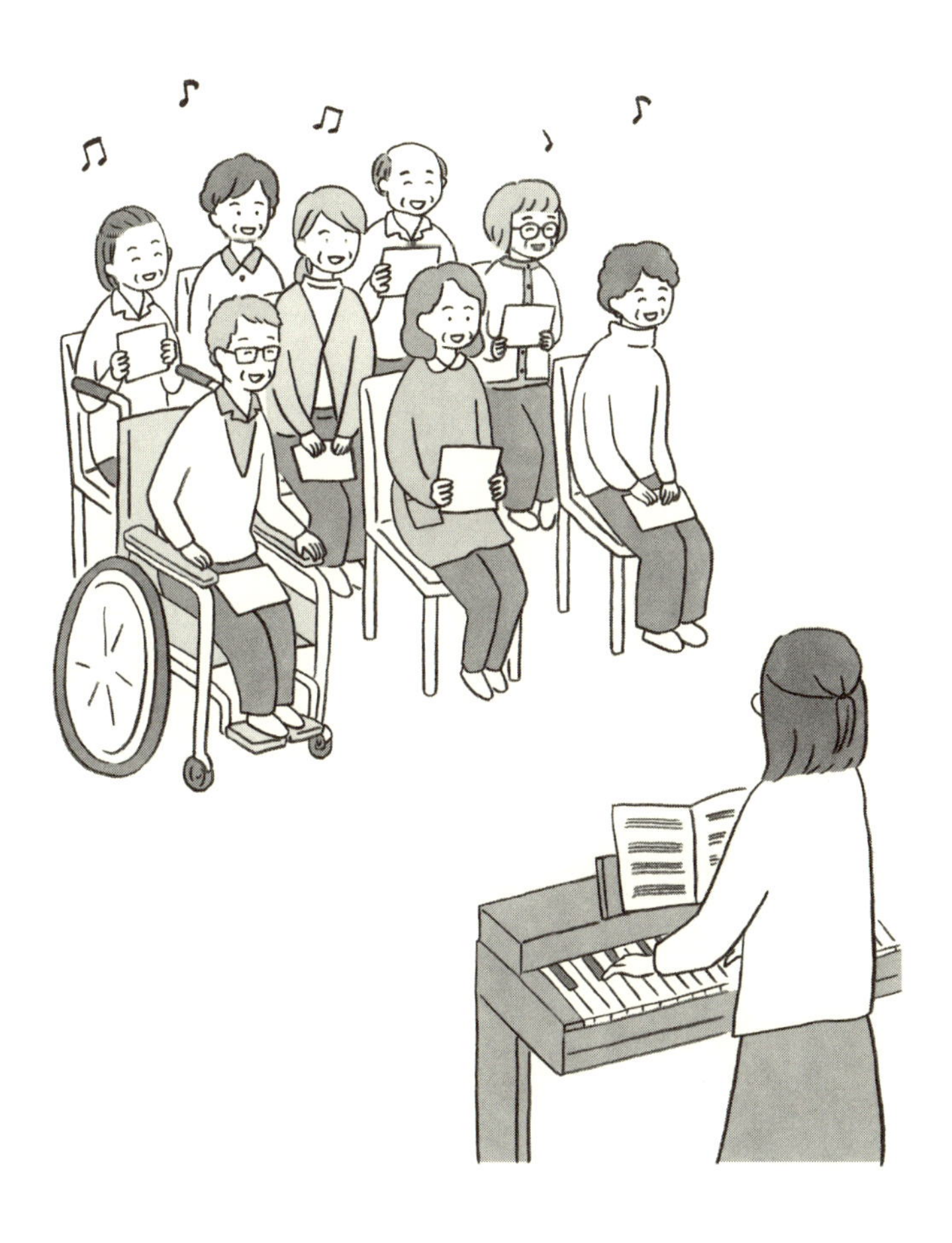

39

突然始まった介護生活
姉妹で決めた「がんばらない勇気」

介護は「待ったなし」で訪れると言いますが、本当にその通り。

もう数十年前のこと、元気で過ごしておりました母が突然倒れ、救急車で病院に運び込まれました。

病名は脳梗塞。早い処置治療のおかげで、1週間で退院することができましたが、その後は1日も早いリハビリが必要とされ、すぐに専門設備が整った病院へと転院となりました。そこからが長いリハビリ生活のスタート。昔は長期間の入院ができなかったので、何度も転院を余儀なくされ、そのたびに骨を折りました。

姉と私と妹と、三姉妹のタッグがさらに固く結び付いたのも、母を思うがゆえでしょう。仲よく育ててくれた両親に感謝いたしました。

転院を重ねてのリハビリ入院期間を終えて、数年振りに母が戻り、自宅での介護生活が始まりました。

安易に考えていたのか、想像を越える重労働！　日を追うごとにじわじわと、それは心身に支障をきたしてきました。

夜中にベルで起こされることによる不眠、抱きかかえるたびに増す腰痛、ストレスからくる帯状疱疹など、体が悲鳴を上げ始めました。

それでも三姉妹のタッグはかたくなに「こんなことでは負けません！」とがんばりました。

しかし、労力の分だけ母が快復するということには至りませんでした。

自宅に戻って数カ月の間に母の様子に違和感を抱くようになった私たちは、総合病院で検査をしてもらいました。するど、なんということでしょう。「認知症の初期から中期」と診断が下ってしまったのです。

悲しくなりました。どうしたらよかったのか。これからどうしたらいいのか。

そんなときにふと目をやったテレビの画面で、ある女性が話していた一言が目に耳に飛び込んできました。


〝がんばらない勇気〟


この言葉は、私たちにとって救世主となりました。

娘たちが無理をして、つらい思いをしてまで介護をすることを、母が喜ぶわけがありません。

同じ頃、母の衣類を整理整頓をしている際に、まだ元気な頃の母が記した〝徒然稿〟を見つけました。

「私は幸せと申せど、娘は心配をすると思い、何も話してくれません。

問いたって私に何ができませう？　どうぞお守り下さり、助けてやって下さい。

私がこの世を去っても、魂はあなたたちの傍にいるんです。

あなたたちは将来、安心して幸せな人生を送ってください。

あなたたちが苦しみ悲しんでいるときは、私も悲しんでおります」


母への愛おしさに、思わず涙が出ました。


素人での介護の難しさの壁に打ち当たった私たちが選んだ道は、プロにお任せする介護——入院でした。

入院までの日々は安堵というよりも、寂しく悲しい葛藤に苦しみました。

なんとか母と暮らしながら介護をする道はないものか？　罪悪感から自問自答を繰り返し、母の手を握る毎日でした。

入院初日のことは何も覚えておらず、人生という記憶のノートの中で、まるで消しゴムで消した１ページのよう。心の葛藤がそうさせたのかもしれません。

ところがです。

入院生活が経過するうちに、母と私たちに大きな変化が訪れたのです。それは、笑顔！

数年の介護生活の中ですっかり忘れていた笑顔が戻ってまいりました。

母は母で娘たちへの遠慮から、娘である私たち姉妹はどんなに疲れても介護をやらねばならないという義務感から、いつの間にか表情を失っていたのです。

もしも私一人で抱えていたとしたら、どうなっていたでしょう。あのとき、〝がんばらない勇気〟に気づけて本当によかったと思います。

そしてさらにその後、〝手放す勇気〟も持たなければならない、と気づかされる出来事がありました。

母が入院した年の年末のことです。「久し振りに母を囲んで自宅でお正月を迎えたい」と病院に相談したところ、快く外泊許可をいただきました。

大晦日の前日、自宅での準備も終わり、姉と２人で病院へ迎えにまいりました。

はっきりとした意識がない母でしたが、車中はとてもうれしそうでした。

住み慣れた自宅に帰り、ベッドに横になって約１時間が経過した頃でしょうか。突然、母は「病院へ帰る」と起き上がり始めたのです。どのようになだめても、母の耳には聞こえないようです。

私たちはついぞ諦め、再度入院の許可をいただいて、今来た道を戻って母を送り届けることにいたしました。帰りの車中は母と私の２人、怒るにも怒れず、やさしい言葉もかけられず、寡黙の中で病院に到着。病室のベッドに横たわった母は、すぐに気持ちよさそうに寝入ってしまいました。窓の外はすっかり暗く、夜も更けておりました。

ご挨拶もそこそこに最寄りの駅に急ぎ、最終電車を待っておりました。駅のホームには人の姿はなく、私と自動販売機１台だけ。息が白くなる寒い冬の夜でした。

熱い缶コーヒーで手を温めながら、電車が来るのを待つ時間、頭をよぎった今なお忘れぬ一句。

「親孝行、誰が喜ぶと云う問いに
　頭を下げる我を指差す」

なんと身勝手な娘でしょう。今や母にとって安住の地は、病院でございました。自宅以上に安らぐ場を得られた母はどれほど幸せなのか、今ならそのありがたさが身に沁みます。

そして、その病院こそが、今の私がフットケアに通う青梅慶友病院なのです。どんなに症状が進んでも、患者におむつを付けずにトイレの介助をする〝人間の尊厳〟を第一とする素晴らしい病院です。

母にしていただいた御恩を、私が尽くせる仕事で精一杯お返ししていきたい。その一心で、あの頃の母に会いに行くような気持ちでいつも通わせていただいています。

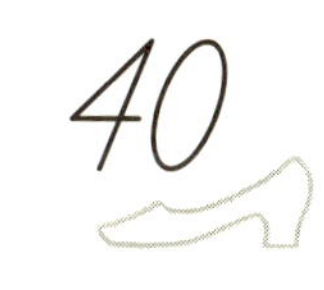

深呼吸して、万歳！
愛しい思い出があれば踏ん張れる

母の入院生活は、私たちに数限りない思い出を残してくれました。

雪降る中での面会の日、青梅はことのほか寒く、私はかじかんだ手をさすりながら病室に入りました。

「お婆さま、今日は本当に寒いです。ほら、手がこんなに冷たい」と、ベッドに横たわっている母の頬にそっと触れました。

すると、母はベッドから手を出し、突然、自分の懐に私の手を入れました。

「おっとろし！」

懐かしいことに、それは関西弁で「わぁ、すごい」という意味です。

そのまま目を閉じ、じっと私の手を温めてくれました。言葉になりません。ありがたくて、うれしくて、愛おしくて。紛れもなく、母と娘の時間でした。

認知症の症状が進むにつれ、母はベッドで過ごす時間が長くなりました。いよいよ認知症も重度になると、娘たちの顔も分からなくなってまいりました。面会中に口元を拭いておりますと、母は突然「ありがとうございます。どなたか存じませんが、のちほど娘からお礼を申します」と話し始めました。そして、こう続けたのです。

「私には3人の娘がおります。あなたのお名前を伝えますから、そこに書いてください」ありがとう、母さん。娘がいることを覚えていてくれて！

その頃には日がな笑顔でお昼寝をしてベッドで過ごしていた母。その後4カ月余りで召されました。

あれから20年以上も経った今年の春、私は同じ病院の敷地で桜を見て過ごしました。

満開の桜の下、患者さん方は介助の人に支えられ車椅子に乗られての桜見物。桜の花びらを掌に載せようと、両手を広げておられる姿はまるで子どものようでした。

私も休憩時間は外に出て、思いっきり深呼吸。自分の足で、緑の大地を踏みしめる幸せを感じながら。母の記憶とともに感じられる、人が人をいたわる気持ち。その尊さを抱きしめながら。そして、大きな声で一人、「万歳！」。

まさに〝人生を謳う〟ような気分で、声を響かせたのでした。

あとがきに代えて

足へのいたわりは、希望へ向かう道標

ここまでお読みいただいたみなさま、誠にありがとうございました。

最後に、私が足をいたわるプロフェッショナルとして歩み出すきっかけと、この本の出版に至る経緯について、改めてお伝えし、筆を置かせていただきたいと思います。


私自身、若い頃から足を酷使しておりました。

足の悲鳴に耳を傾けず、気づいた頃には「外反母趾」というレッテルが張られました。しかし、ファッションを愛してやまなかった私は、痛みに耐えながらも、ヒールの高い、細みの靴を履き続けました。

外歩きが続く日は、何軒もの喫茶店に立ち寄っては足を休めました。喉が乾いたからお店に入るのではなく、「靴を脱ぎたい!」、その一心でした。

そういった日々の中で出会ったのが、ロバート・シュワルツ氏です。アメリカはニューヨークで、靴と足のスペシャリスト「ペドーシスト」を養成する学校「EPI」を立ち上げ、多くの人々の人生を足元から支えてきた第一人者です。

私が仕事で訪れたニューヨークで、足の痛みに耐えかねて駆け込んだ先に、のちに私の恩師となるその人物がいたのです。

初対面の日、シュワルツ氏は私の足をチェックするまでもなく、私の姿勢を見ただけで「腰・肩・肩甲骨のゆがみ」を指摘しました。「オシャレな靴が履きたくて」という私の言い訳に対し、「最高なファッションとは何か?」と問いかけてきたその温かくも鋭い目。私はハッとしました。

彼の口から出た言葉は「バランスのとれた体」。足が痛くて来た私にとって腑に落ちぬ回答でした。

「フェラガモ、ベルサーチ、シャネルなど有名デザイナーの服は、今のあなたには着てほしくないと思う」。

なんとショックな言葉！

その後、私の足に手を置き、子どもに諭すようにシンプルな説明をしてくれました。

「ファッションの基本は、全身を支える足のバランスと正しい姿勢です」。


プロポーションは最高！と自負していた私にとって、この指摘は漬物石が頭にが～んと載ったような衝撃でした。

「とにかく足の痛みから解放してほしい」と思っていた私に、シュワルツ氏は、

「痛みの原因は痛い部分ではなく、別の部分にあります。その原因を突き止め、改善することによって、体のバランスも矯正することができるのです」とおっしゃいました。たとえば、外反母趾で痛いのは親指の付け根の外側ですが、その原

因はかかとが小さく着地力が弱いこと。シュワルツ氏がそうおっしゃったとき、私は思わずかかとを押さえておりました。
何より、彼の言うことに従ったことで、私の深刻な悩みは消え去ったのです。目から鱗とはこのこと。私はすっかり足の世界の奥深さに魅了されてしまいました。

たかが足、されど足。迷うことなく、ニューヨークの学校の門を叩きました。自分の足を治すだけではなく、同じ悩みを持つ多くの方々の力になりたい――。遠い異国の地での単身留学。若かったからこそできた挑戦でした。

毎日、早朝にベーグルをかじりながらマンハッタンを早足で駆け抜けて学校へ。英語が不得手だった私にとって、就学期間はクレイジーになる寸前でした。授業についていくのだけでも必死。何度、悔し涙を飲んだかわかりません。
当時、幼子を抱えていた私は、早く一人前にならねばと焦っていました。

ある日、シュワルツ氏が散歩に誘ってくださいました。向かった先は、マンハッタンにあるグラマシーパーク。四季折々の花が咲く素晴らしい公園です。公園内のベンチに座り、私の肩に手をやり、諭すように語り始めました。

「ベートーベンを知ってるね。彼は難聴になってもなお、たくさんの素晴らしい曲をつくった。君は今、言語に頭を痛めている。しかし、やる気・努力・気力があれば、必ずクリアできる。なぜならば、君は誰よりも足が好きだから」

シュワルツ氏との出会い、学校のスタッフの方々の励ましは、今なお私を支える宝物でございます。

無事に免許を取得した後は、日本で数人しかいないと言われるペドーシストを名乗れるようになりました。

さらには学校側からジョイントの申し出までいただき、１９９２年、東京に開設したのが「フットケアコンフォートセンター」。以来、四半世紀以上にわたって6万人の足と靴のお悩みの解決に伴走してまいりました。

センターにいらっしゃる老若男女の足を通じて心の交流を重ね、お客さまとともに歳を重ねました。

うら若きレディのみなさまもいつしか母となり、可愛い子どもたちを連れてきてくれました。「ババ先生、ババ先生、このお道具、どうやって使うの?」と懐いてくれた声が、今も耳元で蘇ります。


七十代を迎え、必要となった体のメンテナンスをきっかけに、惜しまれつつセンターを閉めたのが2017年のこと。

しばらくはのんびりしておりましたが、体が動くうちはじっとしておれません。気づけば、以前からご縁のあった青梅・慶友病院に機会をいただき、フットケアに毎週2回、出かけております。


ああ、私はやっぱり、足が好きなのね。

改めて気づかされたこの思い。

私がこの人生をかけて獲得してきた足と靴の知識を通じて、一人でも多くの紳士淑女の人生を豊かにできるのであれば、喜んで尽くさせていただきたい。

突き動かされるように筆をとったのが、この本の出発点でございました。


一人でも多くの方々にご一読いただきたく、幼児からご高齢の方々まで幅広く役立てる内容をと努めました。

幼子がすくすくと成長するための〝足育て〟への提案、ご家庭そして社会で忙しく日々を過ごされている方々への快適な足づくりへの学び、ご高齢者へのエール、書き尽くせぬほどでございます。

今なお続く足への思い、大切さを私に教えてくださったロバート・シュワルツ氏の存在は、まさに人生の道標と申せましょう。感謝の気持ちは、いつまでも足を看続けることに代えてと心しております。

さあ、いよいよ本が完成し、みなさまのお手元にお届けすることができました。手のひらで本の表紙をかざすたびに、女性3人のお顔が浮かんでまいります。

みなさんそれぞれ執筆、出版のプロフェッショナルとして、打ち合わせのたびに何度も原稿をチェック、数々のご指摘を受けました。しかし、打ち合わせ終了間近にいつもみなさんが申されるのは「先生の思うがままにお書きください」。このうれしい励ましのお気持ちが、挫折寸前の私をパソコンの前に座らせてくださいました。そして心のままに、思いのままに書き上げることができました。

靴ジャーナリストの先駆者であり今なおご活躍の大谷知子さま、数々の書物を著しておられ、私自身、大ファンの宮本恵理子さま、このたびの出版に関し多大なるご教示を賜りました編集者の大竹朝子さま、ありがとうございました。1枚の葉っぱが四葉のクローバーになっての作と申せましょう。

ババ先生からみなさまへ最後のメッセージでございます。

これからもなお一層、〝足へのいたわり〟を心に刻み、謳歌なさる日々を。そして人生を歩まれますことを、心から願っております。

愛と感謝を込めて。

令和元年秋

福岡宜子

転ばぬ先の“足”

“ババ先生”が教える足をいたわり人生を謳歌する40のヒント

発行日　2019年 9月30日　第1刷

Author　福岡宜子

Illustrator　平のゆきこ
Book Designer　石間　淳

Publication　株式会社ディスカヴァー・トゥエンティワン
〒102-0093 東京都千代田区平河町2-16-1 平河町森タワー11F
TEL　03-3237-8321（代表）　03-3237-8345（営業）
FAX　03-3237-8323
http://www.d21.co.jp

Publisher　千場弓子
Editor　大竹朝子（編集協力：大谷知子、宮本恵理子）

Editorial Group　藤田浩芳　千葉正幸　岩﨑麻衣　大山聡子　木下智尋　谷中卓　林拓馬
堀部直人　松石悠　三谷祐一　安永姫菜　渡辺基志　郭迪　連苑如　施華琴

Marketing Group　清水達也　佐藤昌幸　谷口奈緒美　蛯原昇　伊東佑真　井上竜之介
梅本翔太　小木曽礼丈　小田孝文　小山怜那　川島理　倉田華　越野志絵良
斎藤悠人　榊原僚　佐々木玲奈　佐竹祐哉　佐藤淳基　庄司知世　高橋雛乃
直林実咲　鍋田匠伴　西川なつか　橋本莉奈　廣内悠理　古矢薫　三角真穂
宮田有利子　三輪真也　中澤泰宏

Business Development Group
飯田智樹　阿奈美佳　伊藤光太郎　志摩晃司　瀧俊樹　林秀樹　早水真吾
原典宏　牧野類　安永智洋

IT & Logistic Group　小関勝則　岡本典子　小田木もも　高良彰子　山中麻吏　福田章平

Management Group　田中亜紀　松原史与志　岡村浩明　井筒浩　奥田千晶　杉田彰子　福永友紀
池田望　石光まゆ子　佐藤サラ圭

Assistant Staff　俵敬子　町田加奈子　丸山香織　井澤徳子　藤井多穂子　藤井かおり
葛目美枝子　伊藤香　鈴木洋子　石橋佐知子　伊藤由美　畑野衣見
宮崎陽子　倉次みのり　川本寛子　王廳

Proofreader　文字工房燦光
Printing　大日本印刷株式会社

ISBN978-4-7993-2554-4